4 SuperFood 2

Vitamin D, Gerstengrassaft, Wasser und
Omega 3 [Sammelband 2]

von

Michael Iatroudakis

Bibliografische Informationen der Deutschen Nationalbibliothek: Die Deutsche Nationalbibliothek verzeichnet diese
Publikation in der Deutschen Nationalbibliografie; detaillierte bibliografische Daten sind im Internet über
dnb.d-nb.de abrufbar.

ISBN-13: 978-1511426121
ISBN-10: 1511426128

Hinweis:

Diese Publikation wurde nach bestem Wissen recherchiert und erstellt. Verlag und Autor können jedoch keinerlei Haftung für Ideen, Konzepte, Empfehlungen und Sachverhalte übernehmen.

Die publizierten Tipps und Ratschläge sind als Hilfen zu verstehen, um jeweils zu eigenen Lösungen zu kommen. Bei offenen Fragen kontaktieren Sie bitte Ihren Hausarzt.

Das Buch ersetzt nicht eine medizinische Behandlung / Therapie oder eine krankheitsbedingte Ernährungstherapie / Beratung. Der Autor und der Verleger können keine absolute Garantie für Ihr persönliches Ergebnis übernehmen. Sie handeln in allen Fällen eigenverantwortlich.

Als Leserin und Leser dieses Buches möchten wir Sie ausdrücklich darauf hinweisen, dass keine Erfolgsgarantien oder Ähnliches gewährleistet werden können. Auch kann keinerlei Verantwortung für jegliche Art von Folgen, die Ihnen oder anderen Lesern im Zusammenhang mit dem Inhalt dieses Buches entstehen, übernommen werden.

Der Leser ist für die aus diesem Buch resultierenden Ideen und Aktionen selbst verantwortlich.

Reproduktionen, Übersetzungen, Verbreitung, Weiterverarbeitung oder ähnliche Handlungen zu kommerziellen oder nichtkommerziellen Zwecken sowie Wiederverkäufe sind ohne die schriftliche Zustimmung des Autors nicht gestattet.

Buch I

Vitamin D: Das Superhormon gegen Herz-Kreislauferkrankungen, Krebs, Depressionen, Grippe und mehr...

Buch II

Der Gerstengrassaft: Ganzheitlicher Power-Drink für Gesundheit, Anti-Aging und Lebensenergie

Buch III

Omega 3: Die wiederentdeckte Fettsäure gegen Herz-Kreislauferkrankungen, Alzheimer, Depressionen, Arthrose, ADHS und Entzündungen

Buch IV

Wasser: Das Lebenselixier für Gesundheit, Vitalität und Wohlbefinden

Buch I

Inhalt:

Buch II

Inhalt:

Buch III

Inhalt:

Buch IV

Inhalt:

Einleitung

Was sind Superfoods?

Superfoods sind Lebensmittel, die über einen hohen und konzentrierten Anteil an wertvollen Nährstoffen verfügen. Jeder Kultur entspringt eine Pflanze, welche einen besonders hohen Gehalt an Inhaltsstoffen aufweist. Bei den Japanern ist es z.B. der Matcha Tee, bei den Afrikanern der Moringa Baum usw.

Unsere heutige Nahrungsmittelproduktion hat dazu geführt, dass konventionelle angebaute Lebensmittel einen geringeren Nährwert aufweisen als zur vorindustriellen Zeit. Des Weiteren wird heute das meiste Obst , wie auch das Gemüse, unreif geerntet, dann gelagert und transportiert, wodurch sich der Nährstoffgehalt bedeutend minimiert. Hinzu kommt, dass immer mehr umwelt- und lebensweisebedingte Stressfaktoren, letztendlich unseren Bedarf an Vitalstoffen erhöhen. Hektische Lebensführung, Suchtmittel (Zigarettenkonsum usw.), Autoabgase, Chemierückstände in Textilien wie auch in Nahrungsmitteln, sind nur kleine Beispiele von täglichen Stressfaktoren, die uns körperlich zusätzlich belasten.

Statt nach künstlichen Vitamin und Mineralstoffpräparaten zu greifen, entdecken immer mehr Menschen, dass es eher Sinn macht die Lebensweise grundlegend zu verbessern und auf naturbelassene Nahrung zurückzugreifen. Superfoods haben eine besonders hohe und synergetisch wirkende Zusammensetzung von Nährstoffen, die ausgewogen und ganzheitlich auf den Körper wirken. Superfoods haben eine oft lange Tradition in unterschiedlichen Kulturen und sich somit über Jahrhunderte (Jahrtausende) bewährt.

In diesem Buch geht es um Superfoods, die man mit einfachen Mitteln in sein persönliches Essverhalten integrieren kann. Sie können in der Regel ohne Probleme gelagert werden und sind, dank Internet, jederzeit verfügbar.

Ich wünsche Ihnen eine Menge Inspiration und Gesundheit...

Ihr
Michael Iatroudakis

Buch I

Vitamin D:

DasSuperhormon gegen Herz-Kreislauferkrankungen, Krebs, Depressionen, Grippe und mehr

Vitamin D – Wichtiger Baustein des Lebens

Einleitung

Die Gesundheit ist des Menschen größtes Gut. Entsprechend sollte sich jeder ausreichend um seine eigene Gesundheit kümmern. Sport und eine gesunde Lebensweise tragen dazu bei, einigen Krankheiten vorzubeugen. In der Ernährung spielen natürlich auch die einzelnen Elemente und Vitamine eine entscheidende Rolle. Eines der wichtigsten von ihnen ist das Vitamin D.

Friedrich Wilhelm Nietzsche (1844 - 1900), deutscher Philosoph, Essayist, Lyriker und Schriftsteller sagte über Gesundheit einmal folgendes: „Denn eine Gesundheit an sich gibt es nicht, und alle Versuche ein Ding derart zu definieren sind kläglich missraten. Es kommt auf dein Ziel, deinen Horizont, deine Antriebe, deine Irrtümer und namentlich auf die Idealen und Phantasmen deiner Seele an, um zu bestimmen, was selbst für deinen Leib Gesundheit zu bedeuten habe. Somit gibt es unzählige Gesundheiten deines Lebens."

Vitamin D wird auch sehr gerne als Sonnenvitamin bezeichnet, weil Sonnenstrahlen die Haut anregen, mehr Vitamin D zu bilden. Was sich vielleicht ein wenig komisch anhört, ist für den Menschen aber lebenswichtig. Ohne dieses Vitamin ist der menschliche Organismus schnell angreifbar und dient somit auch als idealer Schauplatz für verschiedener Krankheiten. Natürlich ist das Vitamin D kein Wundermittel. Aber es ist einfach wichtig, um den menschlichen Organismus an Gang zu bringen und aufrecht zu erhalten. Allein durch die Nahrung kann dieses Vitamin dem Körper nicht in ausreichender Menge zugeführt werden. Es muss also auf andere Weise aufgenommen werden.

Warum das Vitamin D so wichtig ist für Menschen, wie sich ein Mangel bemerkbar macht und wie dieser wichtige Baustein richtig aufgenommen werden kann und wie sich Vitamin D auf unsere Gesundheit auswirkt, wird auf den folgenden Seiten erklärt.

Die Geschichte von Vitamin D

Vitamin D wurde natürlich nicht einfach so entdeckt. Eigentlich wurde damals nach einer Medizin gegen Rachitis gesucht. 1919 hat eine Studie dann gezeigt, dass Rachitis geheilt werden kann, wenn eine Bestrahlung mit künstlich erzeugtem UV-Licht erfolgt. Nur zwei Jahre später erfolgte ein Versuch mit Sonnenlicht. Auch dies glückte.

Abgesehen von diesen Erkenntnissen war Sir Edward Mellanby davon überzeugt, dass der Auslöser für die Rachitis in einem Ernährungsdefizit zu suchen ist. Aus diesem Grund führte auch er 1919 verschiedene Experimente an Hunden durch. Auf diese Weise wollte er zeigen, dass Rachitis auch durch Butter, Milch und insbesondere Lebertran geheilt werden kann. Somit war für Mellanby klar, dass das Vitamin A, welches er im Lebertran entdeckte, der Auslöser dafür war. Durch Oxidation wird das Vitamin zerstört.

Diese Tatsache war auch schon zur damaligen Zeit bekannt. Lebertran wurde bereits damals vor allem den Kindern verabreicht um das Immunsystem zu stärken. Unsere Großeltern erinnern sich mit Schaudern an diesen Geschmack. Und in der Tat hat Lebertran sich positiv ausgewirkt und bei verschiedenen Erkrankungen auch geholfen. Oxidativ behandelten

Lebertran hielt man anfangs für wertlos, jedoch wurde festgestellt, dass auf diese Weise behandelter Lebertran zwar beispielsweise nicht mehr die Nachtblindheit heilen kann, jedoch konnte er aber immer noch gegen Rachitis eingesetzt werden.

Es schlossen sich der Chemiker McCollum und der Kinderarzt John Howland zusammen, um gemeinsame Studien durchzuführen und die beiden Forscher kamen zu der Überzeugung, dass nicht nur Vitamin A für den Effekt verantwortlich ist. Ein neues Vitamin war entdeckt. Die logische Reihenfolge gab dem Vitamin nun seinem Namen: Vitamin D.

Formen von Vitamin D

Es werden ganz unterschiedliche Formen des Vitamin D unterschieden. Das im Körper wirksame Vitamin wird als D3 bezeichnet.

Darüber hinaus kennen wir noch das Vitamin D1- eine Verbindung von Ergocalciferol (D2) und Lumisterol, das 1:1 - Vitamin D2: Calciferol, genauer: Ergocalciferol (synthetisiert aus Ergosterol), das Vitamin D4: 22,23-Dihydroergocalciferol (gesättigte Form von Vitamin D2) und das Vitamin D5: Sitocalciferol (synthetisiert aus 7-Dehydrositosterol)

Wie wird das Vitamin D3 gebildet?

Der Vitamin-D-Bedarf wird bei den meisten Wirbeltieren, so auch beim Menschen, durch die Sonnenbestrahlung abgedeckt. Somit ist die Photosynthese des Vitamin D schon sehr alt. Genau genommen soll auf diese Weise bereits seit über 750 Millionen Jahren die Vitaminzufuhr sichergestellt werden. Schon einige Planktonarten haben diese Form für sich genutzt. Es handelt sich bei Vitamin D eigentlich um kein Vitamin. Denn laut der Definition ist ein Vitamin, eine Substanz, die nicht selbst vom Körper hergestellt werden kann.

Der Körper benötigt diese Substanz aber zum Leben. Entsprechend müssen sie zugeführt werden. Das Vitamin D wird aber selbst vom Körper hergestellt, jedoch erst in Zusammenarbeit mit anderen Faktoren, in diesem Falle Sonnenlicht. Somit ist das eigentlich benötigte Vitamin das Sonnenlicht. Es wäre also angebrachter das Vitamin D3 als Prohormon zu bezeichnen, weil das Sonnenlicht zu dem im Körper vorhandenen Provitamin 7-Dehydrocholesterol, der Ausgangssubstanz der Vitamin-D-Synthese, hinzukommen muss, um das Vitamin D3 zu bilden.

Ein weltweites Problem: Vitamin D Mangel und Ursache von Vitamin D Mangel

Schon lange ist ein Vitamin D-Mangel nicht mehr nur in Entwicklungsländern zu verzeichnen. Auch bei uns leiden immer mehr Menschen an zu wenig Vitamin D. Das kann unterschiedliche Gründe haben. Die Folgen sollten aber niemals unterschätzt werden.

Hat der menschliche Körper nicht genügend Vitamin D, haben viele Erkrankungen einfach freie Bahn und können sich ausbreiten. So kann der Körper weitreichend und auch langfristig geschädigt werden. So wird ein Mangel an Vitamin D beispielsweise für verschiedene Krebserkrankungen, Frakturen, Infektionserkrankungen oder auch Organschädigungen verantwortlich gemacht.

Vitamin D kann über das UV-Licht aufgenommen werden. Aber auch die Nahrung, oder Nahrungsmittelergänzungen sorgen dafür, dass der Körper ausreichend mit diesem Vitamin versorgt wird. Wer seinen Bedarf decken möchte, müsste täglich 2 bis 3 Stunden Sonne konsumieren, was wiederum bedenklich ist, weil gerade in unserem Breitegrad (Deutschland) die Anzahl der Sonnentage geringer ausfällt als im Süden Europas.

Der tägliche Vitamin D -Mindestbedarf des Mensch-en hat sich in den letzten Jahren nicht erhöht. Ein gesunder Mensch benötigt 1000 bis 2000 I.E. (Inter-nationalen Einheiten/Tag. Was sich aber verändert hat, ist der Lebensstil der Menschen. Somit haben auch Erkrankungen nun die meisten Menschen viel fester im Griff. So nutzt der Mensch seine Zeit heute in der Regel, um diese in einem Raum zu verbringen, anstatt sich draußen an der frischen Luft zu bewegen. Auf diese Weise entsteht ein Vitamin D-Mangel. Es ist ein Irrglaube, dass sich die Folgen eines Mangels nur auf die Knochen auswirken. En Mangel an Vita-min D kann auch zu einer verminderten Lebensdauer führen. Aber auch das Immunsystem wird auf diese Weise geschwächt. Hier wären wir wieder bei den verschiedenen Krankheiten. Ist das Immunsystem erst einmal geschwächt, haben verschiedene Erkäl-tungskrankheiten oder auch eine Tuberkulose freie Fahrt.

Im Laufe der Jahre sind es immer mehr Menschen geworden, die an einem Vitamin D-Mangel leiden. Somit stieg in den letzten Jahren auch die Zahl der Erkrankten, die an Brustkrebs, Darmkrebs oder Nie-renkrebs litten. Ist dies ein Zufall? Wohl eher nicht. Auch andere Erkrankungen wie Demenz oder Parkin-son lassen sich auf einen Vitamin D-Mangel zurückführen. Schwangere Frauen, die nicht genügend Vitamin D in sich tragen, leiden häufiger in der Schwangerschaft an Parodontose. Es ist noch nicht genau geklärt, warum der Vitamin D-Mangel für all diese Krankheiten verantwortlich ist oder wo genau der Auslöser liegt. Es gibt aber einfach ein gesundheitliches Risiko für alle Menschen, die nicht genügend Vitamin D zu sich nehmen.

Warum kann ein Vitamin D Überschuss schädlich sein? Natürlich sind Nahrungsmittelergänzungen eine hervorragende Option, um den Mangel auszugleichen. Aber auch zu viel Vitamin D kann Folgen mit sich bringen. Mehr als 4000 I.E. sollten es am Tag nicht sein (oder doch eine andere Dosierung? Dazu später mehr im Kapitel" Viele Studien - widersprüchliche Ergebnisse).

Wer langfristig zu viele Vitamin D zu sich nimmt, kann seinen Körper ebenfalls schädigen. In der Medizin spricht man dann von Hyperkalzämie. Es kommt also zu einem zu hohen Kalziumspiegel in dem Blut. Dieser äußert sich durch Fieber, Müdigkeit und Erbrechen.

Es kommt aber nur in sehr seltenen Fällen zu einer Überdosierung. Durch eine normale Nahrungsaufnahme und die Sonne ist dies unmöglich. Schließlich wird das Vitamin D wieder vom Körper abgebaut. Dennoch sollte ein ständiger hoher Kalziumspiegel vermieden werden. Nieren, Herzen und die Lunge werden so geschädigt.

Das gesunde Mittelmaß ist auch beim Vitamin D sehr wichtig. Wer dies findet, kann sich lange an seiner Gesundheit erfreuen.

Zur Selbstkontrolle hier einmal ein Überblick, welcher Vitamin D Spiegel gefährlich oder günstig ist:

- < 5 schwerster Vitamin-D-Mangel
- 5 - 10 schwerer Vitamin-D-Mangel
- 10 - 20 Vitamin-D-Mangel
- 20 - 30 suboptimale Vitamin-D-Versorgung (relativer Mangel)
- 30 - 50 optimaler Vitamin-D-Spiegel
- 50 - 70 obere Norm
- 70 - 150 überdosiert, jedoch nicht toxisch
- 150 Vitamin-D-Intoxikation

Mögliche Symptome für einen Vitamin D-Mangel

Wer befürchtet, nicht ausreichend Vitamin D aufgenommen zu haben, sollte auf folgende Symptome achten:

- Übelkeit

- Schwindel

- Hüftschmerzen

- Rippenschmerzen

- kalte Hände

- kalte Füße

- Herzrasen

- Darmbeschwerden

- Rückenschmerzen

- Kreuzbeinschmerzen

- Starke Nackenverspannungen

- Muskeln an Armen und Beinen- Kribbeln in den Muskeln (wie innerliche Gänsehaut)

- Augenzucken

- Fingerschmerzen (so Rheumaartig)

- Knieschmerzen

Natürlich ist nicht ein einzelnes Symptom direkt ein Indiz für einen Vitamin D Mangel, es schadet jedoch nicht, auf sich zu achten und notfalls einen Arzt aufzusuchen.

Zeigt das Blutbild einen Vitamin D Mangel, kann ein Gefühl des Wohlbefindens schließlich schnell wieder hergestellt werden.

Vitamin D – Unser Schutzschild

Von Vitamin D hat sicherlich jeder früher schon einmal gehört. Aber nur die wenigsten Menschen wissen auch, dass dieses Vitamin nicht nur für die Knochen und die Zähne gut ist. So wird dem Vitamin D auch nachgesagt, dass es Krebs hemmen soll und das Risiko für Herz-Kreislauf-Erkrankungen verringert. Aber ohne Sonnenlicht geht einfach nichts. Der Körper ist dann einfach nicht im Stande, Vitamin D zu produzieren.

Im Laufe der Zeit hat der Mensch immer mehr in der Dunkelheit oder in geschlossenen Räumen gearbeitet. Auf diese Weise litten viele Menschen immer häufiger unter Mangelerscheinungen. Dazu kamen katastrophale hygienische Bedingungen. Die Luft war dreckig und über den Städten hing eine große rußige Dunstglocke. So kam kein Sonnenstrahl in die Häusersiedlungen. Zu dieser Zeit kränkelten eine Menge Kinder und erkrankten an Rachitis. Es musste also ein entsprechendes Heilmittel gefunden werden.

Seit Beginn des 20. Jahrhundert weiß man nun auch, dass das Vitamin D nicht nur für starke Knochen sorgt, sondern auch den Kalziumstoffwechsel reguliert. Wer genügend Vitamin D zu sich nimmt, stärkt seine Knochen. Auf diese Weise lassen sich Knochenbrüche vermeiden. Auch ältere Menschen können mit genügend Vitamin D stärkere Knochen bekommen. In einer Studie wurde nun bekannt, dass Senioren, die regelmäßig und ausreichend Vitamin D zu sich nahmen, viel seltener einen Knochenbruch erlitten und seltener an Osteoporose erkrankten. Auch das Immunsystem und die Psyche werden beeinflusst. Wer genügend Vitamin D in seinem Blut hat, besitzt ein geringeres Risiko unter Gefäß- und Stoffwechselkrankheiten zu leiden. Somit würde auch das Risiko sinken, beispielsweise an einem Herzinfarkt zu erkranken.

Wer nicht genügend Vitamin D in seinem Körper hat, besitzt Studien zufolge ein 78 Prozent höheres Schlaganfall- und ein 45 Prozent höheres Herzinfarkt-Risiko. Es ist bisher aber noch nicht geklärt, ob der Mangel die Ursache für die Krankheit ist oder nur ein Begleitsymptom. Aber auch in Sachen Krebs kann Vitamin D eine Menge leisten. Ein hoher Anteil des Vitamins im Blut, sorgt dafür, dass sich das Risiko für Darm- oder Brustkrebs verringern kann. Dabei beugt Vitamin D aber nicht nur vor. Auch die Bildung von Metastasen und das Tumorwachstum kann gehemmt und unterdrückt werden. Wer an einer Krebserkrankung leidet und einen hohen Vitamin D-Spiegel in seinem Blut hat, hat somit bessere Überlebenschancen. Schon heute ist Vitamin D in der Krebstherapie zu einem wichtigen Indikator geworden. Bisher konnten sehr gute Ergebnisse im Darm-, Brust-, Lungen- oder beispielsweise Prostatakrebs und Hautkrebs erzielt werden. Bei Patienten mit einem Vitamin-D-Spiegel verläuft die Erkrankung meist leichter und das wichtigste - rezidive Diagnosen werden seltener gestellt.

Was ist mit dem Immunsystem? Auch dies profitiert von dem Vitamin D. Es ist hier sogar ein wesentlicher Faktor, der nicht vergessen werden sollte. Fehlt das Vitamin, können die Killerzellen des Immunsystems – die T-Zellen nicht mehr reagieren. So können eben auch die Krankheitserreger im Körper nicht mehr bekämpft werden. Funktionieren die T-Zellen, so fahren sie eine Antenne aus, sofern sie auf Krankheiterreger treffen. Mit dieser Antenne oder auch Rezeptor, sucht die T-Zelle das Vitamin. Dieses wird von der T-Zelle benötigt, ansonsten würde sie ihre Aktivität einstellen. Ist also nicht genügend Vitamin D im Blut, können die T-Zellen nicht richtig arbeiten.

Vitamin D ist auch für unsere Muskeln von existenzieller Bedeutung. So werden die Muskeln einfach stärker und können entsprechend auch mehr leisten. Die Springkraft und auch die Schnelligkeit können also mit ausreichend Vitamin D zunehmen. Die Muskelkraft nimmt mit der richtigen Dosis an Vitamin D zu. Bei Senioren führt eine stärkere Muskulatur dazu, dass sie insgesamt eine bessere Körperhaltung haben und weniger Schmerzen - dafür aber einen besseren Halt. Dadurch bedingt kommt es auch seltener zu Gleichgewichtsproblemen.

In einigen Lebensphasen besteht ein erhöhter Vitamin D Bedarf.

Dies ist besonders der Fall bei:

- Kinder und Jugendlichen in der Wachstumsphase
- Schwangeren Frauen und stillenden Mütter
- Menschen mit Nierenleiden (erhöhte Ausscheidung von Vitamin D)
- Menschen, die nur geringer Tageslichtbestrahlung ausgesetzt sind
- Vegetariern
- Menschen mit einer Nebenschilddrüsen-Überfunktion
- Älteren Menschen

Das Gehirn ist das wichtigste Element des menschlichen Körpers. Und auch hier zeigt das Vitamin D seine Wirkung. Vor allem die aktive Form Calcitriol ist wichtig. Es befinden sich in den Schlüsselregionen unseres Gehirnespräfrontalen Kortex, Kleinhirn (Cerebellum), Thalamus und Hippocampus die Vitamin D-Rezeptoren, die nur darauf warten, unsere Hirnaktivität zu steigern. Darüber hinaus gibt es im Gehirn auch noch Enzyme, die die lokale Synthese von Calcitriol im Gehirn anstoßen. Somit kann Vitamin D auch das zentrale Nervensystem beeinflussen.

Kann Vitamin D so unter Umständen auch für andere Erkrankungen des Gehirns genutzt werden? Dieser Frage gehen die Forscher nun auf die Spur. Unter Umständen lassen sich neurologische und psychiatrische Krankheiten in Zukunft viel einfacher behandeln. Schon heute wissen die Experten, dass Vitamin D bei Depression, Multiple Sklerose, Demenz, Parkinson und Schlaganfall eine wichtige Schlüsselrolle spielt. Auch krankheitsbedingter Komplikationen können teilweise mit Vitamin D gemildert werden.

Weiterhin ist Vitamin D auch für verschiedene Stoffwechselprozesse von entscheidender Bedeutung. Somit findet sich auch bei vielen Menschen, die übergewichtig sind, ein zu niedriger Vitamin D Spiegel im Blut. Aber ist dieser Mangel nun auf das Übergewicht zurückzuführen oder sind die Betroffenen dick, weil sie zu wenig Vitamin D im Körper haben? Für beide Thesen gibt es entsprechende Argumente. So ist es beispielsweise nachgewiesen, dass Menschen im Winter mehr Speck ansetzen. Zu dieser Zeit geht auch der natürliche Vitamin D-Spiegel in den Keller, weil die Sonne nicht mehr so oft scheint.

Aber Vitamin D wird auch im Fettgewebe gespeichert. So könnte zu viel Fett das Vitamin im Blut entziehen.

Wer also unter Übergewicht leidet, sollte verstärkt

darauf achten, seinem Körper ausreichend Vitamin D zuzuführen. Auf diese Weise lassen sich weitere Krankheiten oder Beschwerden verhindern.

Zwar gibt es bis heute noch keine eindeutigen Studien, die das belegen können, aber Vitamin D soll auch bei Diabetes eine entsprechende positive Wirkung erzielen. Es ist also auch in diesem Fall, den Patienten anzuraten, sich um ausreichend Vitamin D in der Ernährung zu bemühen. Unter Umständen kann Diabetes mit einem ausreichenden Vitamin D-Spiegel auch verhindert werden.

Fest steht, jedenfalls heute schon, dass die medizinische Relevanz von Vitamin D auf keinen Fall mehr abzustreiten ist.

Ermittlung des persönlichen Vitamin D –Status

Wer einem möglichen Vitamin D-Mangel vorbeugen möchte, kann seinen persönlichen Vitamin D-Status abfragen bzw. bestimmen lassen. Dazu ist eine ärztliche Untersuchung notwendig. Bei dieser werden unter anderem Blutproben entnommen. Anhand dieser Probe kann dann untersucht werden, wie viel Vitamin D im Körper vorhanden ist und ob möglicherweise ein Mangel besteht.

Eine solche Behandlung ist auch bekannt als:

- Vitamin-D-Setup
- Vitamin-D-Anfangstherapie
- Dekristol-Therapie
- Vitamin-D-Therapie

Patienten sollten auch ältere Laborwerte zu einem solchen Termin mitbringen. Wer seinen Vitamin D-Status bestimmen lassen möchte, muss die Kosten jedoch alleine tragen. Die gesetzlichen Krankenkassen übernehmen diese in der Regel nicht. Die Kosten für die Laborarbeiten können zwischen 20 und 30 Euro pro Patient liegen. Wird jedoch ein Mangel erkannt oder auch ein zu hoher Vitamin D Spiegel, zahlen sich diese 20 bis 30 Euro wirklich aus.

Ein Blutbild sagt schon sehr viel aus, doch können Laborwerte auch trügen. Deshalb werden die Laborergebnisse hinter fragt und neben der Blutuntersuchung erfolgt auch noch ein ausführliches Gespräch über die persönliche gesundheitliche Situation. Eventuell vorhandene Symptome werden erfragt und bewertet. Oft wird im Vorfeld ein Fragebogen ausgehändigt, der ebenfalls besprochen wird.

Liegt nun tatsächlich ein Vitamin-D-Mangel vor, wird ein passendes Vitamin D- Präparat ausgewählt und rezeptiert und natürlich ein Termin zur Kontrolluntersuchung vereinbart.

Die optimale Vitamin D Dosis

Der Körper sollte das ganze Jahr über optimal mit dem Vitamin D versorgt werden. Im Jahresverlauf kommt es aber immer wieder zu Schwankungen. Vor allem der Winter ist äußerst schlecht für den Vitamin D-Spiegel. In dieser Zeit zieht sich der Körper seine Vitamin D-Reserven aus dem Fettgewebe. So bleiben aber nicht mehr viele übrig. Im Laufe des Winters wird etwa die Hälfte verbraucht. Wer da schon zu Beginn nur wenige Reserven gebunkert hat, wird einige Probleme bekommen. Ab Absinken des Vitamin D-Depots kann ein gesundheitsschädliches Niveau erreichen.

Im Sommer kann der Speicher meist viel schneller und auch einfacher gefüllt werden. So reichen in der Regel fünf bis zehn Minuten Mittagssonne aus. Auf diese Weise werden etwa 10 000 IE Vitamin D gebildet. Im Winter wird es aber etwas schwieriger. Oftmals wird gesagt, dass bereits 15 Minuten spazieren gehen reichen, um den Vorrat aufzufüllen. Dem ist aber nicht so!

In unserem Breitengrad steht die Sonne in den Wintermonaten einfach zu tief. So können nicht genügend UV-Strahlen zur Bildung von Vitamin D durchgelassen werden. In dem Zeitraum Oktober bis März herrscht bei uns, aus natürlicher Sicht, Vitamin

D-Mangel. Im Winter kann die Sonne also nicht dabei helfen, die Vorräte an Vitamin D aufzufüllen. Aber auch die Ernährung kann hier nicht alles leisten. Pro Tag braucht jeder Mensch 2000 bis 3000 IE. Es muss also ein perfektes Zusammenspiel aus unterschiedlichen Methoden gefunden werden. Nur auf diese Weise kann ein Vitamin D-Mangel verhindert werden.

Viele Studien - widersprüchliche Ergebnisse

Wo unzählige Studien nachgewiesen haben wollen, dass schon geringe Mengen an Vitamin D, bei verschiedenen Krebsarten vorbeugend eingesetzt werden kann, stellt eine andere Studie fest, dass die bisher empfohlene Menge eine Lachnummer ist. Das zehn bis zwanzigfache ist nötig, um wirklich eine präventive Wirkung zu erzielen. Die derzeit als Empfehlung angegebene Menge reicht lediglich aus, um einer Rachitis vorzubeugen, was zweifellos auch schon ein Erfolg ist, die Kapazitäten vom Vitamin D jedoch bei weitem nicht ausschöpft.

Das Medizinische Institut IOM und andere industrielle Lobbyisten in der Krebsforschung haben die positive Wirkung von Vitamin D bisher erfolgreich bagatellisiert haben, ergibt eine neue Studie jetzt beweisende Erkenntnisse in Bezug auf die Wahrheit, die wir bereits seit langem erkannt haben. Vitamin D muss in erheblich größeren Mengen dem Körper zugeführt werden als bisher angenommen. Ein Erwachsener mit durchschnittlichem Gewicht und durchschnittlicher Gesundheit muss mindestens sind 100 bis 200 µg zu sich nehmen, damit die Vorbeugung gegen Diabetes, Krebs, Knochen und Nervenkrankheiten Sinn macht. Die derzeitige Empfehlung liegt bei sind 10 bis 20 µg, vermutlich weil die Hersteller von Medikamenten die positive Wirkung von Vitamin D bewusst verharmlosen wollen.

An dieser bahnbrechenden Studie wirkten Wissenschaftler mehrerer amerikanische Universitäten mit. Unter anderem waren die Uni Kalifornien und die medizinischen Fakultäten der Unis in San Diego und Omaha beteiligt. Es konnte in dieser Studie eine Beziehung zwischen der Dosis des zugeführten Vitamin D und dem nachweisbaren Vitamin D Spiegel im Blut aufgedeckt werden.

Eine Neuigkeit, die das Gesundheitswesen aufrütteln muss. Statt Krankenkassenbeiträge zu steigern, sollte überdacht werden inwieweit der finanzielle Zusammenbruch der Gesundheitswesen in den einzelnen Ländern durch Kostensenkung zu verhindern ist. Wenn ein einfaches Vitamin über so vielfältige Wirkungsweisen, die degenerativer Erkrankungen verhindern, verfügt, können die Kosten für zeitaufwendige und teure Therapien deutlich gesenkt werden.

»Wir haben herausgefunden, dass bei Erwachsenen die Einnahme von 4.000 bis 8.000 IE (das sind 100 bis 200 µg) erforderlich ist, um den Blutspiegel von Vitamin-D-Stoffwechselprodukten auf dem Niveau zu halten, das notwendig ist, um das Risiko für verschiedene Erkrankungen – Brustkrebs, Dickdarmkrebs, Multiple Sklerose und Diabetes Typ-1 –

um die Hälfte zu verringern«, Zitat von Dr. Cedric Garland.

Als Professor für Familien- und Präventivmedizin arbeitet dieser namhafte Forscher an der Universität in San Diego im kalifornischen Moores-Krebs-Zentrum. Er zeigte sich sehr überrascht, wie viel mehr Vitamin D nötig ist, um den Vitamin D Spiegel auf einem Level zu halten, der wirklich ausreicht, um Krankheiten zu verhindern - und zwar mehr Krankheiten, als nur die Rachitis.

Nur 10 % der Bevölkerung leiden nicht unter einem Vitamin D Mangel. Die Zahl ist alarmierend! Sie beruht auf einen repräsentativen Probandenkreis von 3000 Personen. Besonders erschreckend ist die Tatsache, dass 90 % der Freiwilligen trotz der Einnahme von Nahrungsergänzungsmitteln, speziell Vitamin D Präparate, an einem Vitamin D Mangel litten. Dabei wurde von dem derzeitig als gesund angesehenen Wert zwischen 40 bis 60 ng/ml Blut ausgegangen. In der Naturheilkunde wird ein höherer Wert empfohlen, der die Zahl der Mangelleidenden noch erhöhen würde.

Wer über die Zusammenhänge nachdenkt, darf sich getrost fragen, was das IOM mit seinen Empfehlungen zu Vitamin D bezweckt. Will es der amerikanischen Gesellschaft bewusst schaden? Oder will es der Krebsindustrie die Profite sichern? Fest steht jedenfalls, dass die gesamte amerikanische Bevölkerung einen Vitamin D Mangel erleiden wird, wenn sie sich an die Empfehlungen des IOM halten.

Um die Dramatik zu minimieren, definierte das Medizinische Institut einfach die Werte neu, was aus einem bestehenden Vitaminmangel einen akzeptablen Wert im unteren Bereich macht. Dabei reicht der Wert bei weitem nicht aus, um Krankheiten vorzubeugen.

Was hat das Gesundheitssystem zu befürchten, dass die Wahrheit über Vitamin D wie ein Staatsgeheimnis gehütet wird? Ganz einfach - auch wenn Gesundheitsberufe als soziale Berufe gelten, ist das Gesundheitssystem egal in welchem Land ein rein wirtschaftliches System. Geld kommt nur herein, wenn teuer behandelt wird - ein paar Vitaminpillen oder gar ein Strandspaziergang bringen kein Geld in die Kassen. Was sollen die Pharmakonzerne, die Krebsmedikamente herstellen machen, wenn keiner mehr krank wird? Kein Wunder, dass lieber die tollen Ergebnisse neuer Chemotherapien publiziert werden, um bereits Erkrankten Hoffnung zu geben, statt Gesunden zu sagen: Die Therapie könnt Ihr Euch sparen, wenn Ihr genug Vitamin D zu Euch nehmt...

Wer hätte gedacht, dass eine Wirtschaftsmacht sich von einem Vitamin bedroht fühlt? Und das nur aus drei einfachen Gründen:

1. Vitamin D ist eine kostenfreie Ressource, weil es sich durch Sonne bildet

2. Vitamin D ist völlig unschädlich, auch wenn es als Nahrungsergänzungsmittel eingenommen wird.

3. Vitamin D kann von vielen Menschen gefürchtete Krankheiten verhindern - eben die Krankheiten, denen sich die Pharmaindustrie ausführlich widmet

Es bleibt zu fragen, ob es tatsächlich eine Überdosierung geben kann? Im Grunde genommen schon, jedoch nicht so schnell wie zu befürchten steht, wenn man sich an den derzeit aktuellen Empfehlungen orientiert.

Zusammenfassende Bemerkungen von Garand

Voraussetzungen:

- Anzahl der Teilnehmer: 3667
- untersucht wurde die Einnahmegewohnheit von Vitamin D

Ergebnisse:

- selbst eine Einnahme von 10000 IE bzw. 250 µg Vitamin D wirkte sich in keinster Weise schädlich aus

- die Erhöhung der Tageseinnahme um 1000 IE führt zu einem Anstieg des Blutwertes um 10 ng/ml, sofern ein deutlicher Vitamin D Mangel vorliegt

- Personen mit einem normalen Vitamin D Spiegel von über 30 ng/ml verzeichneten noch eine Erhöhung von 8 ng/ml, wenn die Tagesdosis um 1000 IE erhöht wurden

- Personen mit einem Vitamin D Spiegel von über 50 ng/ml verzeichneten nur noch einen Anstieg 5 ng/ml bei Erhöhung der Tagesdosis um 1000 IE

- Daraus kann folgender Schluss gezogen werden: Die Umsetzung von Vitamin D Ergänzungsmitteln nimmt ab, je höher der Vitamin D Spiegel ist

- Seit mehr als zehn Jahren steigen die Verkaufszahlen von Vitamin D Präparaten an. Im Vergleich zu 2002 entspricht das einer Steigerung um 600 Prozent.

- Eine toxische Wirkung ist relativ sicher auszuschließen, selbst die Einnahme von 40000 IE täglich, wird keine Vergiftung nach sich ziehen

Die Bevölkerung in Industrienationen benötigt mehr Vitamin D

Spätestens diese Untersuchung hat gezeigt, dass jeder gesundheitsbewusste Mensch seinen Vitamin D Bedarf im Auge behalten sollte und ggf. mit der Einnahme von Nahrungsergänzungsmitteln optimieren sollte. Vor allem in den sonnenärmeren Monaten gilt es, besonders darauf zu achten, keinen Vitamin D Mangel zu erleiden.

»Jetzt, wo die Ergebnisse der Untersuchung vorliegen, wird es für fast jeden Erwachsenen normal werden, 4.000 IE pro Tag einzunehmen. Das liegt deutlich unter den 10.000 IE, die der Bericht des Medizinischen Instituts als die Risikountergrenze ansieht, und bringt substantielle Verbesserungen.«

Zitat Garland

Der Biomediziner Robert P. Heany von der Creighton Universität sieht in den Studienergebnissen die Notwendigkeit für jeden, mehr Vitamin D zu sich zu nehmen, um aktiv hinsichtlich verschiedener ernsthafter Erkrankungen vorzubeugen.

Es scheint, dass der Zeitpunkt gekommen ist, wo weder Medizinisches Institut noch Krebsindustrie verhindern können, dass die Wahrheit über Vitamin D publiziert wird. Auch die amerikanische Zulassungsbehörde für Arzneimittel wird weder die positive Wirkung des Vitamins verschleiern können, noch kann sie verhindern, dass die Informationen sich endlich auch verbreiten und einer breiten Öffentlichkeit zugänglich gemacht werden.

Jeder kann ein Aktivist der Wahrheit werden, indem er die sozialen Netzwerke nutzt, um diese Informationen mit Freunden und Familie zu teilen. Nur wenn viele Menschen informiert sind, kann sich dieses Wissen positiv auswirken. Was Aufklärung bewirkt, ist beispielsweise an der Verbreitung von Infektionskrankheiten deutlich zu sehen. Ohne Aufklärung verbreiten sie sich wie ein Lauffeuer. Sind die Leute jedoch informiert, können Ansteckungen verhindert werden.

Wer die ganze Studie lesen möchte, findet sie unter dem Titel »Vitamin-Ergänzungsdosen und Serumkonzentration von 25-Hydroxy-Vitamin D in der Größenordnung, die mit Krebsprävention in Zusammenhang gebracht wird« Publiziert wurde die Studie von Cedric F. Garland, Christine B. French, Leo L. Baggerly und Robert P. Haney.

Anthony Norman, ein Professor für Biochemie und -medizin erklärt, dass die Studie bahnbrechend ist, weil langerwartete Einsichten geliefert werden, die die Beziehung zwischen Dosis und Serumlevel von Vitamin D aufzeigen. Außerdem sieht der Professor die

Notwendigkeit, die empfohlenen Tageswerte zu korrigieren, weil sich aufgrund dieser Studie die Ängste vor Vergiftungen erheblich verringern und die Sicherheit der Präparate untermauert wird.

Die gemeinnützige Dienstleitstungsorganisation GrassrootsHealth (GRH) arbeitet gemeindebasiert und hat die gemeindebasierte Datensammlung für diese Studie zur Verfügung gestellt. Die GRH unterstützt die Förderung des öffentlichen Bewusstseins in Bezug auf Vitamin D.

Exkurs: Das vergessene Vitamin K2

Was ist Vitamin K2?

Die wenigsten wissen wie wichtig Vitamin K für ihren Körper ist.

Vitamin K gehört wie auch Vitamin A, D und E zu den fettlöslichen Vitaminen. Vitamin K ist eigentlich eine Gruppe von fettlöslichen Vitaminen, die für eine funktionierende Blutgerinnung (sprich: K1), für starke Knochen und gesunde Arterien (sprich: K2) lebensnotwendig sind.

Nebenbei: Es gibt zwar noch das Vitamin K3 (Menadion) in einer synthetischen Form, wird heute aber nicht mehr eingesetzt!

Das Vitamin K aktiviert Proteine in unterschiedlichsten Organen, nämlich en Blutgerinnungfaktor in der Leber, in den Knochen und in den Arterien. Diese Proteine helfen im Körper, Blut zu gerinnen, Calcium in den Knochen zu binden und die Arterien von Calciumablagerungen zu reinigen. Ein Mangel an Vitamin K2 wird daher mit einem erhöhten Risiko für Arteriosklerose und Osteoporose in Zusammenhang gebracht.

Vitamin K2 schützt die Arterien

Vitamin K ist nicht nur, wie eingangserwähnt für die Blutgerinnung zuständig, sondern spielt auch für die Prävention und die Rückbildung von Arterienverkalkungen (arteriosklerotischer Plaque) eine große Rolle.

Was ist arteriosklerotischer Plaque?

Durch schlechte Ernährung und hoher Blutdrucks entstehen mikrofeine Risse an den Innenwänden der Arterien. Unser Körper versucht natürlich diesen Schaden so schnell wie möglich zu beheben. Wenn jedoch dem Körper die nötigen Vitalstoffe (Vitamin C und Vitamin E) fehlen, sucht er nach einer Notlösung, um die Risse notdürftig zu reparieren. Hierbei verwendet der Körper eine bestimmte Form von Cholesterin (LDL-Cholesterin) welches Calcium und andere Stoffe aus dem Blut anzieht und damit die Risse der Gefäße stopft. Diese Kalkablagerungen werden als sogenannte Plaque bezeichnet und können zu einem tödlichen Herzinfarkt oder Schlaganfall führen, wenn diese sich lösen.

Weitere nichtgewollte Plaquebildung

Vitamin K2 aktiviert bestimmte Eiweiße(MGP), welches für die Regulierung von Kalzium in den Arterienwänden zuständig ist. Besteht ein Vitamin K Mangel, so können diese Eiweiße nicht aktiviert werden, was zu Calciumablagerungen in Form von arteriosklerotischer Plaque führt. Das erklärt auch, warum Patienten, die Blutgerinnungshemmer einnehmen, welche die Wirkung von Vitamin K hemmen(Beispiel: Marcumar) unter einer beschleunigter Arteriosklerose leiden.

In Studie wurde nachgewiesen, dass Teilnehmer, die Vitamin K2-reiche Nahrung zu sich nahmen, deutlich weniger Kalkablagerungen in den Arterien aufwiesen. Gleichzeitig hatten diese Personen ein 50% verringertes Risiko, an einer Herz-Kreislauferkrankungen zu sterben. Diese Reduzierung zeigte sich nur bei Personen, die mehr als 32 mg Vitamin K2 pro Tag zu sich nahmen - und nicht bei jenen, die viel Vitamin K1 konsumierten.

Vitamin K und D schützen das Herz

Die Wirkung von Vitamin K bei der Vorbeugung von Herzerkrankungen hängt sehr eng mit Vitamin D zusammen. Beide Stoffe arbeiten Hand in Hand, um die Produktion eines bestimmten Proteins zu steigern, welches die Blutgefäße vor Verkalkung schützt. Daher ist es wichtig, beide Vitamine durch die Nahrung, durch Sonnenlicht oder durch Nahrungsergänzungsmittel zu sich zu nehmen.

Vitamin K schützt die Knochen

Osteocalcin, ein wichtiges Protein benötigt Vitamin K

um Kalzium in die Knochen einzulagern

Bei einem Vitamin K2 Mangel kann Osteocalcin Kalzium nicht regulieren, wodurch sich der Kalziumgehalt in den Zähnen und Knochen vermindert und diese dann porös werden. Gleichzeitig lagert sich Kalzium in den Arterien an. Ausreichend Vitamin K2 kann diesen Vorgang umkehren.

Vitamin K in der Nahrung: K1 und K2

Vitamin K ist für den Menschen essentiell und kann daher vom Körper nicht selber hergestellt werden. Vitamin K1 findet man in vor allem in grünem Blattgemüse, wie Blattsalat, Spinat, Brokkoli und Kohl. Allerdings wird nur sehr wenig Vitamin K1 vom Körper aufgenommen. Des Weiteren verarbeitet die Leber einen Großteil des K1 für die Blutgerinnung, wodurch für alle anderen Gewebe Schlussendlich wenig übrig bleibt.

Vitamin K2 hingegen wird vom Körper weitaus besser aufgenommen. Deshalb ist Vitamin K2 die wirksamste Form von Vitamin K.

Des Weiteren wird Vitamin K2 von Mikroorganismen gebildet – unter anderem auch von den Bakterien unserer eigenen Darmflora und kann so direkt über die Darmzellen aufgenommen werden. Auch Sauerkraut, Butter, Eidotter, Leber, Innereien und in bestimmten

Käsesorten sind sehr gute Vitamin-K2-Quellen.

Vitamin K bei Vitamin D Dosierungen

Bei höheren Dosen an Vitamin D3 kann es, wie bereits in Kapitel: "Ein weltweites Problem Vitamin D3 Mangel..."erwähnt, zu einem hohen Kalziumspiegel im Blut kommen.

Ein hoher Kalziumspiegel birgt die Gefahr, dass sich Plaque an den Innenwänden der Gefäße ablagert und es so zu einer Arterienverkalkung kommen kann.

Um dem entgegenzuwirken, sollte man immer zu Vitamin D3 parallel Vitamin K2 zu sich nehmen.

Jeff Bowles, der im Selbstversuch täglich eine hohe Dosis an Vitamin D3 zu sich nahm, nachzulesen in seinem Buch: "Hochdosiert: Die wundersamen Auswirkungen extrem hoher Dosen von Vitamin D3: das große Geheimnis, das Ihnen die Pharmaindustrie vorenthalten will" (Mobiwell.com 2013; ISBN: 978-3981409895) empfiehlt zu je 5.000 - 10.000 I.E. D3, eine bis zwei Kapseln Vitamin K2 einzunehmen.

Da Vitamin D3 und Vitamin K2 Fettlöslich sind, eignet sich die Einnahme am besten zu einer fetthaltigen Hauptmahlzeit.

Die Ernährung allein schafft es nicht

Es gibt Nahrungsmittel, die als Vitamin-D-Quellen gelten. Viel von diesem Vitamin findet sich in Lebertran. Aber nicht jeder möchte sich diesem Geschmackserlebnis hingeben. Entsprechend sollte nach anderen Quellen gesucht werden.

Auf jeden Fall gehört Fisch regelmäßig auf den Speiseplan. Besonders die fettreichen wie Lachs, Sardinen oder Hering haben eine Menge Vitamin D zu bieten.

Es soll auch Menschen geben, die mit Fisch nicht viel anzufangen wissen. Hier kann auch auf Milchprodukte (wenn dann Rohmilch direkt vom Bauer) und (Bio)Eier zurückgegriffen werden. Und auch die verschiedenen Pilzarten, wie Shiitake- oder Steinpilze liefern viel Vitamin D. Diese Lebensmittel enthalten aber immer noch nicht so viel Vitamin D, wie Fisch.

Viele finden nicht den Geschmack von Fisch abscheulich, sondern sind nur vom Gräten suchen genervt. Hier gibt es Lösungen! Fischfilets oder Fischfrikadellen sind nur einige. Wer Fisch jedoch einfach wirklich nicht mag, muss unbedingt nach Alternativen suchen.

Aber dennoch kann auch eine gute Ernährung einfach nicht die Sonne ersetzen. Es werden mit den richtigen Lebensmitteln gerade einmal 20 Prozent des Bedarfes gedeckt. Das könnte man nur schaffen, wenn man sich ausschließlich oder vorwiegend mit Fisch ernähren würde. Außer für Eskimos ist dies wohl keine adäquate Form der Ernährung.

Bewegung ist ein anderer ganz wichtiger Aspekt, um die Vorräte an Vitamin D wieder aufzufüllen. Dabei ist natürlich nicht die Bewegung vom Sofa ins Bett gemeint. Sondern es muss raus an die frische Luft gegangen werden. Und das bei jedem Wetter. Der Weg ins Büro kann anstatt mit dem Auto auch mal zu Fuß oder mit dem Rad erledigt werden. Und am Nachmittag bietet es sich auch mal an, einfach noch eine Runde spazieren oder joggen zu gehen. So wird nicht nur der Vitamin D-Speicher aufgefüllt, sondern auch das Immunsystem und auch andere Bereiche des Körpers gestärkt.

Wir müssen endlich von diesem dunklen und tristen Leben wieder wegkommen und vielmehr hinaus in die freie Natur gehen. Die Wochenenden und Ferien sollten einfach aktiver an der frischen Luft gestaltet werden. Das tut der gesamten Gesundheit sehr gut. Erkrankungen und Wehwechen lassen sich verhindern. Die meisten Hundebesitzer geben als Grund für die Anschaffung übrigens an, dass sie einfach mehr rausgehen wollten, sich selbst aber nicht aufraffen konnten. Und mit Hund muss man eben raus. Jedenfalls wenn man nicht permanent Pfützchen und Häufchen wegputzen will. Trotzdem muss man sich keinen Hund anschaffen - und sollte dies auch nur dann tun, wenn der Hund auch sonst ins Familienleben passt und artgerecht gehalten werden kann.

Spaziergänge oder Gartenarbeit helfen unserem Vitamin D Haushalt im Gleichgewicht zu bleiben. In diesem Zusammenhang ist natürlich die Sonne ein wesentlicher Faktor. Der Sommer sollte genutzt werden, um möglichst viel Zeit in der freien Natur verbringen zu können. Auf diese Weise kann das Vitamin D auch in den Fettzellen gespeichert werden. Schwimmbad oder Wiese warten. Und auch die Mittagspause kann einfach mal draußen verbracht werden. Das Mittagessen muss nicht immer in der Kantine eingenommen werden. Es kann auch prima ein Picknick veranstaltet werden. Da bekommt man auch gleich viel mehr Lust, weiter zu arbeiten. Wer seinen Winterurlaub plant, sollte das Ziel genau überlegen. Anstatt auf die Skipiste kann es lieber in die Sonne gehen.

Vitamin D als Therapieform (Arzt / Heilpraktiker)

Es gibt verschiedene Arten der Vitamin D-Therapie. Dabei ist die beste Behandlung immer noch die Sonne selbst. Ausreichend Sonnenstrahlen sorgen dafür, dass sich genügend Vitamin D bilden kann. Somit bleibt das Vitamin doppelt so lange im Blut, als würde es aus der Nahrung gezogen werden. Die Sonnentherapie ist vollkommen kostenlos und hier muss auch nur bedingt auf die Dosis geachtet werden - und zwar nur, wenn es um die direkte Sonneneinstrahlung geht.

Es gibt aber natürlich auch noch andere Therapien. Diese setzen jedoch immer das Bestimmen des Blutwertes voraus. Das Ergebnis dieser Blutanalyse zeigt dann das Ziel der Therapie. So kann unter anderem ein optimaler Vitamin D-Blutwert erreicht oder ein Vitamin D-Mangel behoben werden.

Neben den Sonnenbädern könne auch Injektionen, Tabletten, Tropfen oder Kapseln mit Vitamin D in Betracht kommen.

Sonnenbäder als Therapie können aber nur in den Regionen durchgeführt werden, in denen die Sonne auch hoch am Himmel steht. In Mitteleuropa kann man sich nicht unbekleidet oder teilweise bekleidet der Sonne aussetzen. Schließlich bringen die UV-Strahlen auch so einige Gefahren mit sich.

Injektionen sollen immer nur durch einen Arzt oder Heilpraktiker gesetzt werden. Hier werden dann Dosierungen von z. B. 50.000 IE in wöchentlichen Abständen durchgeführt. In diesem Fall muss nicht nur ein ausführliches Erstgespräch erfolgen, sondern auch eine gründliche Untersuchung.

Oftmals gibt es die Vitamin D-Therapie in Form von Tabletten, Tropfen und Kapseln. So kann immer und überall das Sonnenvitamin dem Körper zugeführt werden. Diese Form der Therapie kommt einer natürlichen Aufnahme von Vitamin D sehr nahe. Zudem ist es effektiv und gut kontrollierbar. In der Regel entscheiden sich die meisten Menschen für Tropfen und Kapseln. In den Tabletten finden sich neben dem Wirkstoff auch noch zahlreiche andere Fremdstoffe. Diese könnten unter Umständen die Therapie stören oder Unverträglichkeiten hervorrufen. So ist es unter anderem für Allergiker fast unmöglich, Tabletten einzunehmen. Besser sind in diesem Fall auch wieder die reineren Tropfen und Kapseln.

Bestimmte künstliche Sonnen, die auch zur Behandlung der Winterdepression eingesetzt werden, sind auch Möglichkeiten, den Vitamin D Gehalt zu optimieren.

Ein paar spezielle Gedanken zum perfekten Vitamin D Spiegel

Wie vorhin bereits beschrieben, stellen wir fest: Unserer Körper bildet Vitamin D zum größten Teil selbst, allerdings wird hierzu Sonnenlicht benötigt. Leider ist ein Vitamin D Mangel oft vorprogrammiert, was an unseren derzeitigen Lebensbedingungen zurückzuführen ist.

So kann es vorkommen, dass wir beispielsweise aufgrund von schlechten Wetterbedingungen tagelang oder wochenlang keinen Sonnenstrahl erhalten. Ebenso sind es die beruflichen Situationen, wie zum Beispiel das Arbeiten in geschlossenen Räumen, welche zu einem Vitamin D Mangel führten. Hinzukommt, dass über 50 Prozent aller Deutschen einen Mangel an Vitamin D zum Ende des Winters haben und dieser bei unter 20 µg/l liegt. Bei sehr langen Wintern kann der Spiegel sogar noch weiter absinken und durchaus richtig gesundheitsschädigend sein.

Was beeinflusst den idealen Vitamin D Spiegel?

Im Normalfall hat jede Tagescreme einen Lichtschutzfaktor, wenn auch einen geringen. Trotzdem kann dieser bei einem beginnenden Vitaminmangel die Bildung von Vitamin D weiter hemmen, Symptome verstärken und dazu führen, dass wesentlich mehr Sonnenlicht nötig ist, um die gleiche Menge Vitamin D zu bilden, die der Körper produzieren würde, wenn keine Creme mit Lichtschutzfaktor eingesetzt wird.

Wer täglich Tagescremes oder auch Sonnencremes benutzt, welche über einen Lichtschutzfaktor verfügen, sollte gerade in den Wintermonaten darauf achten, dass der Vitamin D Spiegel dauerhaft unter Kontrolle steht. Sollte ein Mangel festgestellt werden, wird der Arzt ein Vitaminpräparat empfehlen, welches unterstützend eingenommen werden kann.

Praxistipps um einen Vitamin D Mangel zu beheben

Wichtig ist zunächst zu wissen, dass in der Nahrung nicht genügend Vitamin D vorhanden ist. Auch wenn man sich ausgewogen ernährt und darauf achtet, stets gesund zu leben, sollte man wissen, dass nur in wenigen Nahrungsmitteln die ideale Menge an diesem Vitamin vorhanden ist. Hier müsste man wirklich viel fetten Fisch und Innereien zu sich nehmen, um das Minium am täglichen Bedarf von Vitamin D erreichen zu können. Somit ist über die Nahrung die perfekte Deckung nicht im Mindesten zu erreichen.

Die perfekte Deckung bedeutet, den Richtwert - also die empfohlene Tagesdosis, zu sich zu nehmen. Seit dem Jahr 2012 ist dieser Richtwert des täglichen Bedarfes an Vitamin D von 20 Mikrogramm angegeben. Davor waren sich die Wissenschaftler einig, dass 5 Mikrogramm völlig ausreichend sind. Doch die Erkenntnis, welche Probleme ein Vitamin D Mangel machen kann, hat zu der Erkenntnis geführt, dass man einen fatalen Irrtum aufgesessen ist und diese geringe Tagesdosis auf eine optimalere Menge angehoben. Nach Adam Riese entspricht der neue Wert dem vierfachen. Also kein Wunder, dass Winterdepression und Co die Oberhand gewannen.

Der beste Praxistipp ist der Aufenthalt an frischer

Luft. Spaziergänge, Gartenarbeit oder der Weg zur Arbeit mit dem Rad oder zu Fuß sind hier schon gute Anfänge. Denn nur durch ausreichend Sonnenlicht kann die Haut die wichtige eigene Produktion von Vitamin D durchführen. Dabei reicht auch indirekte Sonneneinstrahlung schon aus, um den Wert zu optimieren.

Selbsttest, ob bei Ihnen der Verdacht auf Vitamin D Mangel besteht

Wie macht sich eigentlich ein Vitamin D Mangel bemerkbar und welche Krankheiten kann solch ein Mangel hervorrufen? Darauf wurde schon am Anfang des Buches eingegangen. Doch die Liste der Symptome ist für die Früherkennung nicht unbedingt hilfreich.

Am Anfang zeigt sich bei vielen Menschen der Mangel in Form von Schwindelanfällen oder Nervosität und Unruhe. Wenn Sie diese Symptome bei sich entdecken, sollte ein Blick auf den Vitamin D Spiegel geworfen werden.

Bei vielen Mitteleuropäern macht sich ein Vitamin D Mangel vor allem in der Winterzeit bemerkbar. Die Gründe liegen klar auf der Hand, denn die meisten Menschen halten sich in aufgrund der kalten Temperaturen einfach in den warmen Räumen auf, was dazu führt, dass sie keine Sonne tanken können. So kann die Haut dann nicht ausreichend Vitamin D aufnehmen.

Weitere Symptome zeigen sich von Mensch zu Mensch ganz verschieden und so ist es meist sehr schwierig festzustellen, ob man wirklich an einem Vitamin D Mangel leidet. Außerdem können unter anderem Konzentrationsprobleme oder Müdigkeit ebenfalls Anzeichen sein.

Oft macht sich ein Vitamin D Mangel auch bemerkbar, wenn man unter einer permanenten schlechten Stimmung, an Nervosität und an Schlafstörungen leidet. Vielleicht hat man es selbst schon bemerkt, dass man auf bestimmte Situationen oder Fragen gereizt reagiert, was früher jedoch nicht der Fall war.

Ein weiteres Symptom kann man darin erkennen, ob sich die eigenen Fingernägel sehr schnell abbrechen lassen. Vielleicht leidet man auch an Kopfschmerzen oder das Verhalten gegenüber Freunden hat sich negativ verändert.

Weiterhin haben Patienten, welche an einem Vitamin D Mangel leiden, berichtet, dass sie an Muskelkrämpfen oder an Gliederschmerzen leiden. Wenn man einen genauen Aufschluss darüber haben möchte, ob man an solch einem Mangel leidet, dann sollte man den Hausarzt aufsuchen.

Dieser führt eine detaillierte Blutuntersuchung durch, die einen genauen Einblick darin gibt, ob ein Mangel an Vitamin D vorliegt oder nicht.

Um sich selbst zu testen, sollte man sich folgende Fragen stellen:

- Bin ich in letzter Zeit vermehrt müde?

- Bin ich häufig unkonzentriert, nervös oder gereizt?

- Wird mir oft schwindelig?

- Habe ich manchmal Gliederschmerzen?

- Fühle ich mich niedergeschlagen?

- Bekomme ich vermehrt Krämpfe in den Muskeln?

- Bin ich täglich weniger als 15 Minuten an der frischen Luft?

Wer mehr als 3 Fragen mit **Ja** beantwortet, sollte sich an seinen Hausarzt wende und über das Thema Vitamin D Mangel sprechen.

Auswirkungen von Vitamin D

Wie wirkt sich Vitamin D auf das Skelett aus?

Das Vitamin D spielt eine sehr bedeutende Rolle in unserem Knochenstoffwechsel. Wird zu wenig Vitamin D produziert, kommt es bei Kindern zu Wachstumshemmungen, im schlimmsten Fall sogar bis hin zu einer Rachitis. Bei Erwachsenen wirkt sich der Vitaminmangel auf die Knochenmasse aus. Gerade bei älteren Menschen sollte man auf einen idealen Vitamin D Gehalt achten, um somit einen übermäßigen Knochenmasseverlust vermeiden zu können. Kinder benötigen ebenso Vitamin D zum optimalen Aufbau des Skelettes.

Vitamin D trägt zudem zur Unterstützung der Aufnahme von Calcium im Darm bei. Vitamin D stärkt die Muskelkraft und trägt zur Förderung der neuromuskulären Koordination bei. Verfügt ein älterer Mensch über einen optimalen Vitamin D Bedarf, dann können dadurch unter anderem Stürze oder auch Schwankungen vermieden werden. Gerade im hohen Alter kommt es oft zu Stürze, welche dann das Risiko eines Bruches von einem Knochen deutlich erhöhen. Da Vitamin D zur Regulierung des Calciumspiegels beiträgt, wird für ein belastbares, stabiles und festes Skelett gesorgt. Vitamin D kann ebenso das Risiko von Krebserkrankungen, Herzinfarkten und Schlaganfällen reduzieren. Es unterstützt das Muskelsystem, Nervensystem, kräftigt unsere Zähne und kräftigt unser Immunsystem.

Wie wirkt sich ein Vitamin D Mangel auf das Knochensystem aus?

Bei erwachsenen und älteren Menschen kann ein Mangel an Vitamin D unter anderem zu einer Knochenerweichung, welche auch Osteomalazie genannt wird, führen. Bei Kindern kann es zu Knochenverformungen, sprich Rachitis und zu Wachstumsstörungen kommen.

Eine Überversorgung mit Vitamin D tritt zwar äußerst selten auf, hier kann es dann zu Übelkeit, Verdauungsstörungen, Herzrhythmusstörungen oder auch zu Erbrechen kommen. Weiterhin kann eine Nierenverkalkung entstehen oder Nierensteine gebildet werden. Eine Überversorgung entsteht fast immer aufgrund von wahlloser Einnahme und Kombination von Nahrungsergänzungsmitteln.

Vitamin D bei Herz / Kreislauferkrankung

Oft werden wir in den Medien vor einer schädlichen Einwirkung der Sonne gewarnt. Sicherlich sollte man solche Warnungen auch definitiv ernst nehmen, da meist die Gefahr von Hautkrebs unterschätzt wird. Trotzdem darf die Sonne auch nicht komplett gemieden werden, denn dies kann zu anderen Krankheiten und zu Vitamin D Mangel führen. Und letztendlich taugt die beste Krankheit nichts, wie der Volksmund sagt. Hautkrebs oder Depression? Am besten beides nicht! Daher verantwortungsbewusst mit dem eigenen Aufenthalt in der Sonne umgehen.

Vitamin D gilt als das Sonnenhormon und in Verbindung mit dem Sonnenlicht kann der Körper Vitamin D selbst bilden. Wissenschaftler haben erkannt, dass sich dieses Vitamin sehr positiv auf unser Herz-Kreislaufsystem auswirkt. Leidet ein Mensch an einem hohen Blutdruck, dann erhöht sich sein Risiko an Herzinfarkt zu erkranken. Zudem wurde festgestellt, dass es nicht das Cholesterin ist, das für Erkrankungen von Herz und Kreislauf ursächlich verantwortlich ist. Die Ursache für Herzerkrankungen sind arterielle Entzündungen.

Wie so oft ist die Ernährung für ebendiese Entzündungen verantwortlich. Falsche Ernährung bedeutet ggf. auch Vitamin D Mangel., Das erhöht sich das Sterberisiko in Form einer Herzerkrankung enorm, wenn ein Mensch an Vitamin D Mangel leidet. Somit kann erwähnt werden, dass das Vitamin D vor jeglicher Art von Entzündung besten schützen und das Leben verlängern kann.

In den letzten Jahren wurden vermehrt Studien in Bezug auf einen Vitamin D Mangel durchgeführt. Hierbei wurde festgestellt, dass ein Mangel sich nicht nur negativ auf das Knochensystem, den Bewegungsapparat, sondern auch auf das Herz- und Kreislaufsystem auswirkt. Die Ergebnisse der Studien erklären das Sonnenvitamin inzwischen zu einem wahren Allrounder, der das Risiko von vielen schwerwiegenden Krankheiten senken kann. Mit immer mehr schwerwiegenden Krankheiten wird ein Vitamin D Mangel in Verbindung gebracht. Deshalb weisen die meisten Ärzte darauf hin, dass man auf einen idealen Vitamin D Spiegel achten sollte, um somit einfach dem Risiko an einer schwerwiegenden Krankheit zu erkranken, aus dem Weg zu gehen.

Vitamin D bei Krebs

Neuesten Erkenntnissen zufolge wurde festgestellt, dass das Vitamin D auch gegen Krebs helfen kann. Vitamin D, das auch unter dem sogenannten Sonnenschein-Vitamin bekannt ist, bewies, dass es sich hierbei um ein wahres Heilungsvitamin handelt.

Sicherlich kann das Vitamin D nicht komplett den Krebs verhindern, dennoch aber schwere Erkrankungen, wie beispielsweise Diabetes, Herzerkrankungen oder auch multiple Sklerose abwehren. Schadet uns zu viel Sonnenlicht? Ja und nein, denn Sonnenlicht wird dringend für die Vitamin D Produktion benötigt. Vitamin D wird einfach von uns benötigt, um eine Vielzahl von Erkrankungen vorbeugen zu können. Zwar kann dieses Vitamin Speiseröhrenkrebs oder andere Krebsarten nicht verhindern, aber das Erkrankungsrisiko deutlich senken.

Studien mit Vitamin D haben immer wieder gezeigt, dass sich die Einnahme von diesem Vitamin positiv auf die Teilnehmer ausgewirkt hat. So hat man beispielsweise festgestellt, dass sich das Krebsrisiko enorm senkt und das sogar über 60 Prozent. Damit lassen sich viele Krebserkrankungen vermeiden. Zudem sollte jeder Mensch darauf achten, dass er sich gesund, abwechslungsreich sowie gesund ernährt. Achtet man auch auf den idealen Richtwert von Vitamin D, dann kann das Risiko an einer schwerwiegenden Krankheit zu erkranken, enorm gelindert werden. Eine gute Ernährung wäre beispielsweise viel Obst, Gemüse und Vitamin D und Bewegung an der frischen Luft.

Wenn der Frühling endlich wieder da ist, zieht es viele Menschen nach draußen, um Sonne zu tanken. Daneben ist die Zeit ohne unsere Sonne für unsere Gesundheit leider nicht förderlich. Denn man sollte wissen, dass die UV-Strahlen auf unseren Körper einen sehr nützlichen Einfluss haben. Was gemeint ist, ist das Produzieren des lebenswichtigen Vitamin D´s. Vitamin D ist nicht nur für unsere Psyche sehr wichtig, sondern auch für unseren Stoffwechsel und für unser Immunsystem.

In den letzten Jahren zeigte sich in zahlreichen Studien oder Untersuchungen, dass Vitamin D einen beträchtlichen Einfluss auf unsere Gesundheit hat. Dabei handelt es sich beim Vitamin D nicht um ein Vitamin, sondern eher um eine Vorstufe.

Ein Mangel an Vitamin D zeichnet sich nicht nur negativ auf unser Muskelsystem aus, sondern kann Diabetes, Infektionen und Bluthochdruck hervorrufen. Ebenso wurden zahlreiche Krebserkrankungen mit einem Mangeln an Vitamin D zurückgeführt.

Heutzutage wissen die meisten Menschen nicht, dass

Knochenerweichungen die Folge eines Vitamin D Mangel´s haben. Vitamin D ist für die Calcium- und Phosphoraufnahme zuständig und ebenso für die Einlagerung unserer Knochen. Dieses Vitamin verhindert die Ausscheidung von zu viel Kalzium über unsere Niere und verhindert bei Kindern eine Rachitis und bei Erwachsenen sowie älteren Menschen eine Knochenerweichung. Somit wird der Knochenaufbau verbessert und bei älteren Menschen Osteoporose verhindert.

Wenn der Vitamin D Spiegel unter dem normalen Richtwert, also unter einem 25 (OH) liegen sollte, dann kann aus dem Darm keine ausreichende Aufnahme von Calcium erfolgen. Das führt dazu, dass das wenige Calcium nicht alle Knochen stabil halten kann. Bei alten Menschen tritt oft Osteoporose auf, da diese nicht mehr oft in die Sonne gehen oder sich nicht ausgewogen ernähren.

Sollte ein Mensch nicht genügend Vitamin D bekommen, dass bedeutet das für ihn, dass er im Jahr ungefähr 1 bis 2 Prozent an Knochenmasse verliert. Das mag wenig klingen, doch sollte auch bedacht werden, dass ab dem 30. Lebensjahr keine Knochenmasse mehr aufgebaut wird, das heißt wir sollten einfach daher schon in jungen Jahren darauf achten, dass wir stets genügend Vitamin D zu uns nehmen.

Vitamin D bei Nervensystem

In den letzten Jahren rückte das Vitamin D bei den Wissenschaftlern immer mehr in den Vordergrund und es wurde in vielerlei Hinsicht erforscht. So unter anderem auch die Wirkung auf unser Nervensystem. Das Vitamin D wurde lange Zeit in Bezug auf unsere Gesundheit unterschätzt, dabei verbessert dieses Vitamin unser Nervensystem, wirkt entzündungshemmend und fördert die Bildung der Nervenfasern.

Ein Mangel an Vitamin D zeigt wirkt sich sehr negativ auf unser Nerven- und Gehirnsystem aus. Beispielsweise leidet man dann an Abgeschlagenheit, Erschöpfung oder an Konzentrationsstörungen. Es können sogar Depressionen, wie die sogenannten Winterdepressionen hervorgerufen werden. Achtet man somit auf einen idealen Vitamin D Bedarf, dann können wir von vielerlei positiven Eigenschaften profitieren. Daneben ist der Deckungsbedarf einfach zu handhaben, da Vitamin D überwiegend durch Sonneneinstrahlungen aufgenommen wird. Auch in einigen Lebensmitteln, wie in fettigen Fischsorten ist Vitamin D vorhanden.

Viele Untersuchungen haben gezeigt, dass das Vitamin D sich nicht nur auf die Knochen positiv auswirkt, sondern auch das Zusammenspiel zwischen den Muskeln und den Nerven besser klappt. Vitamin

D soll sich daneben sogar positiv auf die Psyche auswirken. Im Winter fällt bei vielen Menschen der Vitamin D Spiegel ab und dadurch kann sich einerseits
eine Depression verstärken oder sogar entstehen.

Heute wissen wir, dass das Vitamin D für die Funk-
tionsfähigkeit unserer Knochen, Nerven, Muskeln
und Sehnen eine wichtige Rolle spielt. Gerade im Alter ist die Einnahme von Vitamin D sehr wichtig, da
man mit häufigeren Verletzungen und Stürzen
kämpfen muss. Hinzu kommt die positive Wirkung
auf unser Immunsystem und Herz-und Kreislaufsystem. Achtet man als älterer Mensch auf die ideale
Einnahme von Vitamin D, dann wird man schnell
feststellen, dass die neuromuskuläre Koordination viel
besser funktionieren wird. Ärzte weisen gerade bei
Menschen im hohen Alter auf die Einnahme von Vitamin D hin, aber auch schwangere Frauen, Neuge-
borene und Kinder.

Vitamin D und unser Immunsystem

Überraschenderweise ist das Vitamin D für unser Immunsystem unverzichtbar. Ist es in ausreichender Menge vorhanden, dann kann es unsere Körperabwehr stärken und Bakterien sowie Viren bekämpfen.

In unserer Haut wird Vitamin D vor allem gebildet, wenn es mit Sonnenlicht in Kontakt tritt. Das wissen wir inzwischen. Ebenso, dass nur in wenigen Nahrungsmitteln, wie beispielsweise in Eiern oder fettigem Fisch ist Vitamin D auch enthalten ist. Für unser Immunsystem ist Vitamin D ein echter Helfer und aktiviert die sogenannten T-Zellen, welche dann den Krankheitserreger ganz gezielt bekämpfen beziehungsweise angreifen können.

Gerade im Winter müssen wir unser Immunsystem stärken, da die Erkältungskrankheiten in diesen Monaten am häufigsten vorkommen. Ein Vitamin D Mangel führt jedoch einer erhöhten Anfälligkeit von Erkältungen. Somit sollten wir gerade in den kalten Monaten im Jahr auf einen idealen Vitamin D Spiegel achten, sodass unsere Abwehrkräfte gut unterstützt werden.

Zu wenig vorhandenes Vitamin D führt zu einem viel schwächeren Immunsystem. Vor allem Patienten, die bereits schon an einer schwerwiegenden Erkrankung leiden, sollten auf die Einnahme von Vitamin D achten.

Etwa über 90 Prozent der deutschen Bürger verfügen über einen nicht ausreichenden Vitamin D Spiegel, auch Jugendliche oder Kinder sind meist unterversorgt. Dabei ist Vitamin D für unseren Körper lebenswichtig und kann zahlreiche schwerwiegende Krankheiten verhindern.

Vitamin D: Übergewicht / Diabetes

Menschen, welche nicht nur mit ihrem Übergewicht zu kämpfen haben, sondern auch einen Mangel an Vitamin D aufweisen, verfügen leider über ein sehr hohes Risiko für Diabeteserkrankung. Diese vorgenannte Kombination kann das Diabetesrisiko um über 30 Prozent erhöhen. Im Grunde genommen dreht sich hier auch die Gefahr im Kreis. Denn Übergewicht begünstigt Diabetes, Diabetes begünstigt Herz-Kreislauf-Erkrankungen …

Menschen mit Übergewicht sollten sich schnellstmöglich von ihrem Arzt auf einen Mangel an Vitamin D untersuchen lassen, weil die Gefahr für Diabetes doch viel höher ist, als bei Menschen mit normalem Gewicht. Daneben ist das Herzinfarktrisiko und Schlaganfallrisiko erheblich höher. Meist stellt man bei übergewichtigen Menschen einen Vitamin D Mangel fest, welcher schnellstmöglich ausgeglichen werden sollte. Mit der Hilfe des Arztes wird die ideale Menge an Vitamin D ermittelt, um somit den Mangel zu beheben.

Dass das Diabetesrisiko aufgrund von Vitamin D Mangel und Übergewicht erheblich gesteigert wird, ist durch Studien teilweise belegt. Zwar kann dies nicht 100%ig nachgewiesen werden, dennoch sind sich viele Mediziner hierüber einig. Weiterhin gilt Vitamin D als idealer Unterstützer für die Verbesserung des Immunsystems und Abwehrkräfte.

In vielerlei Hinsicht wirkt sich die Gabe von Vitamin D auf unserem Körper aus, beispielsweise wirkt dieses Vitamin vor Rachitis bei Kindern, vor einem Knochenleiden oder vor Diabetes, Herzkreislaufleiden oder vor Infektionskrankheiten vor. Um jedoch die ideale Einnahme von Vitamin D gewährleisten zu können, ist ein Besuch beim Arzt sehr sinnvoll. Denn hier erfährt man zum einen, ob ein Mangel vorliegt und zum anderen, welches Medikament wirklich infrage kommt. Man sollte daher auf keinen Fall Vitamin D zu sich nehmen, wenn zuvor nicht der Arzt befragt wurde.

Über die Sonne lässt sich aber auch Vitamin D aufnehmen und das auf einen ganz natürlichen Weg. In den warmen Monaten reichen 10 bis 20 Minuten schon völlig aus, um die Vitamin D Bildung in Gang zu setzen. Längere Sonnenbäder sollte man allerdings vermeiden, um somit die Haut nicht unnötig zu reizen. Auch über die Ernährung lässt sich Vitamin D aufnehmen, beispielsweise über fettige Fischsorten, Eier oder Milch.

Vegetative Dystonie – Behandlung mit Vitamin D

Bei einer vegetativen Dystonie handelt es sich um eine gesundheitliche Störung und hierbei werden die eigenen vegetativen Funktionen beispielsweise durch Stress und Hektik erheblich beeinflusst. Bei der vegetativen Dystonie wird der Teil des Nervensystems gestört, der für die Vitalfunktionen wie Atmung, Puls und Blutdruck zuständig ist. Somit kann zusammenfassend erklärt werden, dass diese Krankheit eine Funktionsstörung ist und häufig als Verlegenheitsdiagnose dienen muss.

Oft tritt diese Krankheit aufgrund von unterschiedlichen Einflüssen auf, somit ist nicht nur ein Faktor der Auslöser für vegetative Dystonie. Meist spielt hierbei eine hohe psychische Anspannung eine große Rolle. Das kann Druck im Arbeitsleben sein oder Stress in der Partnerschaft. Aber auch Leistungsdruck und Versagensängste. Bemerkbar macht sich diese Krankheit oft in Form von Migränekopfschmerzen. Diese Krankheit wird mit einem Vitamin D Mangel in Verbindung gebracht, daher behandelt man sie entsprechend mit der Zufuhr von Vitamin D, natürlich nicht ohne den Vitamin Spiegel vorher zu bestimmen.

Mögliche Symptome - Vegetative Dystonie

Diese Krankheit kann sich beispielsweise anhand von Kurzatmigkeit, Kopfschmerzen, Herzjagen, Beklemmungsgefühle, Krämpfe im Darm, Blase und Magen sowie Verstopfung bemerkbar machen. Weitere Anzeichen sind beispielsweise das Wegbleiben von sexueller Lust. Die Symptome können sich auf den kompletten Körper entfalten und sich daher in verschiedenen Organsystemen bemerkbar machen. Daher muss diese Diagnose ja oft auch als Verlegenheitsdiagnose dienen, wenn organisch keine Befunde vorliegen, es aber Störungen gibt. Die körperlichen Beschwerden und die psychischen Symptome fließen oft diffus ineinander oder treten in mehrfachen Kombinationen auf, was die eindeutige Diagnostik zusätzlich erschwert.

Behandlung der vegetativen Dystonie

Leidet man an solch vorgenannten Symptomen, sollte man unbedingt einen Arzt aufsuchen, stellt er vegetative Dystonie fest, welche meist aufgrund von Stress in der Arbeit oder in der Familie auftritt, dann kann eine Behandlung mit Vitamin D erfolgen. Dosierung und genaue Einnahme sollte mit dem Arzt besprochen werden. Der Arzt kann dem Betroffenen am besten helfen und mit ihm ein ausführliches Gespräch führen. Daneben trägt er zu Harmonisierung des Patienten bei und kann leichte Medikamente, wie Vitamin D verordnen.

Zusätzlich zu den Präparaten lässt sich Vitamin D über die Nahrung aufnehmen sowie über die direkte Sonneneinstrahlung. Vitamin D gilt als Sonnenvitamin, was für gute Laune sorgt. Viel frische Luft sorgt für das Ankurbeln von Vitamin D und kann zudem viele andere Krankheiten lindern beziehungsweise verhindern.

Zusammenfassung

Grundsätzlich kann zu dem Sonnenvitamin gesagt werden, dass es eine Art Allrounder ist, der im ganzen Körper und von allen Körpersystemen gebraucht wird. Zuviel des Guten ist bei Vitamin D jedoch ungesund. Daher ist es enorm wichtig, dass dem Körper ein idealer Vitamin D Spiegel zur Verfügung steht. Den ermöglichen wir vor allem durch den Aufenthalt an frischer Luft - vor allem, wenn es sonnig ist.

Weil Vitamin D sich so positiv auf Immunsystem, Herz-Kreislauf, Stoffwechsel und Skelett auswirkt, minimiert es das Krankheitsrisiko für diverse Erkrankungen enorm. Besonders prägnant ist die prophylaktische Wirkung in Bezug auf Krebs und Diabetes.

Auch wenn die Blutuntersuchung nicht von den Krankenkassen bezahlt wird, ist sie sehr wichtig und es ist zu überlegen, diese Investition zu tätigen. Letztendlich bezahlt man mit dem Leben, wenn man nicht für sein Leben bezahlt. Und ohne seinen genauen Vitamin D Spiegel zu kennen, ist eine Optimierung nicht möglich, denn auf gut Glück ein Vitamin D Präparat einzunehmen, kann zu einem Überschuss führen, der fatale Schäden anrichten kann.

Buch II

Der Gerstengrassaft:
Ganzheitlicher Power-Drink für Gesundheit, Anti-Aging und Lebensenergie

Vorwort

Sie halten hier ein Buch in Ihren Händen, das Ihnen helfen soll, ein ganzheitliches Nahrungsergänzungsmittel kenne zu lernen. Gerstengrassaft ist in Deutschland leider immer noch eine Marktlücke und nur wenig bekannt und beachtet. Völlig zu unrecht! Gerstengras kann Ihnen bei der Gewichtsreduzierung helfen, verjüngt Ihre Haut und reinigt Ihren Körper. Es stärkt sie sowohl physisch als auch psychisch, denn nur ein gesunder und starker Geist kann einen stressigen und belastenden Alltag bestreiten.

Auch stelle ich Ihnen einige Menschen und ihre Erfahrungen sowie Forschungsergebnisse vor, die sie mit dem Powerelixier Gerstengras gesammelt haben.

In diesem Buch möchte ich Ihnen etwas über das Gerstengras erzählen und im Anschluss gebe ich Ihnen einige Rezepte an die Hand, damit Sie Ihre Ernährung mit Gerstengras abwechslungsreich und ausgewogen gestalten können. Auch erkläre ich Ihnen, wie Sie Gerstengras zu Hause anbauen und ernten können.

Gerstengras enthält so viele Nährstoffe, Vitamine und Enzyme, die wir in unserer heutigen Zeit dringend benötigen. Hohe Umweltbelastungen, Stress und eine unausgewogene Ernährung stellt für unseren Körper eine große Herausforderung da und lässt ihn schneller altern. Wenn wir unsere Ernährung aber bewusster gestalten und die natürlichen Kräfte des Gerstengrases für uns nutzen, dann können wir effektiv unsere Vitalstofflücken füllen und tragen so auch zur Prophylaxe etwaiger Erkrankungen bei.

Entdecken Sie nun mit mir gemeinsam die vielfältigen Heilkräfte des Gerstengrases und benutzen Sie Ihr Wissen dann um Ihren Körper zu stärken und zu verjüngen. Sie werden schnell merken, dass wenn Sie Ihre Ernährung mit Hilfe des Gerstengrassaftes optimieren, Sie körperlich vitaler und mental gestärkter werden.

Geschichte und Entdeckung der Gerste

„Gerste, das heilige Geschenk der Götter" (Ägypten)

Schon in der grauen Vorzeit wurde Getreide gedörrt und geröstet. Man fand sogar geröstete Gerste aus der Eiszeit, der Alt- und Jungsteinzeit. Auch die Ägypter und Griechen haben Getreide angebaut und geröstet. In Tibet wächst sie in bis zu 4400 m Höhe und sogar in der Sahara wird sie angebaut. In China gehörte die Gerste zu einer der fünf heiligsten Pflanzen, die der Kaiser selbst aussäte.

Gerste ist das älteste Süßgras der Welt und das älteste Getreide, das angebaut wurde. Die Gerste stammt aus Vorderasien. Sie wird bis zu einem Meter hoch und hat gerade, lange Blätter. Der „North Dakota Barley Council" konnte die Ursprünge der Gerste sogar bis 18 000 Jahre vor Christi zurück verfolgen!

In Babylon war Gerste ein Standardzahlungsmittel und viel Wert. Gerste war 5000 Jahre vor Christi neben Weizen das Grundnahrungsmittel der Ägypter.

In China wurde die Gerste sogar als Symbol der männlichen Potenz betrachtet. Das lag daran, dass die Gerstenähren „Bärte" (also Haare) tragen und viele

Samen besitzen. Die römischen Gladiatoren wurden „Hordearli", also Gerstenesser genannt. Sie traten sogar in den Streik, als im Krieg die Gerstenration gekürzt werden sollte. Ich finde, dass dies ein sehr eindrucksvoller geschichtlicher Fakt ist, immerhin benötigten Gladiatoren einen gesunden und starken Körper sowie einen gefestigten Geist.

Bereits tausend Jahre vor Christi ernährten sich die Seeanwohner der Schweizer Alpen von Gerste.

Schweres Brot aus Gerste und Roggen wurde im Mittelalter von den einfachen Leuten und den Bauern verspeist. Der anspruchsvollere Weizen wurde nur vereinzelt angebaut und war, wie vieles anderes auch, den Adligen vorbehalten. Der Weizen verdrängte bald die Gerste. Heutzutage gibt es mittlerweile zahlreiche Sorten von Gersten. Gerste gilt als gehaltsvolles Nahrungsmittel und findet meist in Form von Mehl, Grütze, Flocken und glasierten Körnern Verwendung. Aber auch die Verwendung als Getränk ist auf die vorgeschichtliche Zeit datiert.

Gerste wird heute in erster Linie als Pferdefutter sowie in Verbindung mit Hopfen zur Bierherstellung angebaut.

Gerstengras ist aber, im Vergleich zum Gerstenkorn, ein viel heilkräftigeres und potenteres Lebensmittel. Man vermutet, dass nicht nur Weizengras sondern auch Gerstengras den Essenern zu Zeiten Jesu bekannt war. Im Alten Testament wird von König Nebuchadnezzar (630 bis 562 v.Chr.) berichtet, der behauptet, sieben Tage nur von Gras gelebt zu haben. Er könne dadurch wieder klar denken und sein Königreich besser regieren.

Auch von den alten Kulturen im Orient und dem mittleren Osten ist überliefert, dass sie die jungen Gräser von Weizen und Gerste aßen. Und die Ägypter des Altertums waren sogar schon soweit, dass sie Gerstengras und Alfalfa als Nahrungsergänzungs- und Kräftigungsmittel kannten. Die Indianer Nordamerikas nutzten Gerstengras sogar innerlich und äußerlich zur Heilung. Die keltischen Druiden in Schottland, Irland und Nordfrankreich haben, neben dem Weizengrassaft, Gerstengrassaft zur Wundheilung und als „Zaubertrank" zur Stärkung vor Kriegszügen eingesetzt. Unter Kaiser Ming im Mittelalter Chinas wurden Getreidegräser als Blutreinigungs- und Stärkungsmittel verwendet.

Phaeton- Erwachen aus der Zeit
Wandlung geschieht,
Verborgenes greift
nach dir,
Macht will sich verstecken
vor der Umkehr.
Feuer birst,
Tag gleißt,

Licht spricht dich los.

Humus entsteht,
leuchtet deinen neuen Weg.
Göttin der Dunkelheit entbindet,
befreit ihre Kinder,
sammelt ein auf Erden,
was Ihr ist,
neue Wege geht,
neue Macht birgt
im Dämmern neuen Morgens.

Verbrannt war die Erde
durch den Sturz des Lichts einst,
neu wird Zartheit
und Liebe.
Gras wieder wächst,
läutet ein neues Zeitalter ein,
siegt
im Himmel
wie auf Erden.

(Monika Helmke-Hausen)

Gerstengrassaft spirituell betrachtet

Jesus kannte und schätzte die Heilkraft der Getreidegräser. So gibt es eine Geschichte, in der Jesus seine
Jünger unter einen Baum zusammen ruft. In seinen
Händen hält er einen Topf mit Weizengras. „Und das
zarte Gras in dem Topf strahlte Leben aus, so wie
auch das Gras und die Pflanzen, die die Hügel bis in
die weit entfernten Felder und noch jenseits davon
bedeckten." Jesus strich sanft über das Gras, „so
sanft, wie er den Kopf eines kleinen Kindes berühren
würde." Weiter wird berichtet: „Aber von allen Ding-
en ist das kostbarste Geschenk eurer Erdenmutter das
Gras unter euren Füßen, sogar jenes Gras, auf das ihr
gedankenlos tretet …. Wahrlich, ich sage euch, das
bescheidene Gras ist mehr als Nahrung für den
Menschen und das Tier." Jesus spricht auch von
„Geheimnissen", die im Gras verborgen sein sollen.

Jesus beschreibt den Prozess, wie aus Körnern
Getreidegras wird, in dem der Wasser-Engel und der
Luft-Engel das Korn umarmen und der Sonnen-
Engel erweckt das Leben darin. So werden
Sprösslinge und Wurzeln in jedem Samenkorn geboren. Nachdem die Sonne viermal aufgegangen war,
war aus den Körnern Gras geworden. „Und wahrlich,
ich sage euch, es gibt kein größeres Wunder als dieses."

Im Anschluss erklärt Jesus seinen Jüngern, dass in dem Gras der heilige Strom des Lebens fließt. Der heilige Strom hat die gesamte Schöpfung hervorgebracht hat, ist sichtbar und fühlbar: „…. der Treffpunkt der Erdenmutter und des Himmelvaters". In dem Grün des Grases und der anderen Pflanzen vermutete Jesus die Kraft der Pflanzen. Jesus war von hellen Licht der Sonne geblendet: „Verwandelt der Engel der Sonne all sein Leben in grüne Farbe, auf dass der Menschensohn auf die vielen und verschiedenen Schattierungen des Grüns schaue und darin Kraft und Tröstung finde." Das in den Halmen befindliche Wasser bezeichnete Jesus als „Wasser des Lebens" und „das Blut der Erdenmutter".

Jedes Getreidekorn, das es schaffte, dem Himmel entgegen zu wachsen, bezeichnete Jesus als „ein Sieg über den Tod, wo Satan herrscht. Denn das Leben beginnt immer wieder neu." Er erzählte, dass der Lebens-Engel durch die Grashalme in den Körper des Sohnes des Lichtes fließe und schüttelt ihn mit seiner Kraft. „Denn das Gras ist Leben, und der Sohn des Lichtes ist Leben, und Leben fließt zwischen dem Sohn des Lichtes und den Grashalmen und bildet eine Brücke für den heiligen Strom des Lichtes, der der ganzen Schöpfung Leben gab."

Jesus lud seine Jünger zu einer Meditation mit Getreidegras ein. Sie sollten ihre Augen schließen und das Gras leicht berühren. Zuerst erfüllte der Freude-

Engel ihre Körper mit Musik. „Wenn der Sohn des Menschen keine Freude in seinem Herzen verspürt, arbeitet er für den Satan ….“ Auch der Liebes-Engel sei in den Grashalmen „denn Liebe ist im Leben und groß ist die Liebe, die den Söhnen des Lichtes durch die zarten Grashalme gegeben wurde." Jesus sagt, dass wenn man die Grashalme liebevoll berühre, dass die Grashalme die Liebe erwidern und einen zum Strom des Lebens begleiten. Der Weisheits-Engel bestimmte das Sakrament der Söhne des Lichtes mit dem Strom des Lebens durch die zierlichen Grashalme und Frieden sei das Geschenk des Stromes des Lebens an die Söhne des Lichtes. „Deshalb sollt ihr euch immer begrüßen mit ´Frieden sei mit dir´, so wie das Gras euren Körper mit dem Kuss des Friedens begrüßt".

Jesus gab seinen Jüngern auch eine genaue Anleitung für den richtigen Verzehr des Grases: „Kaut die Halme gut, denn der Sohn des Menschen hat andere Zähne als die Tiere, und nur wenn wir gut kauen, kann der Engel des Wassers in unser Blut eintreten und uns Kraft geben. Esst denn, o Söhne des Lichts, von diesem vollkommenen Kraut auf der Tafel unserer Erdenmutter, auf dass eure Tage auf dieser Erde lange währen mögen, denn dies ist den Augen Gottes wohlgefällig." Jeden Tag sollten sich die Jünger um kleine Töpfe versammeln, die selbst angebautes Getreidegras enthielten. „Frohen Herzens mit den Engeln, auf dass sie euch zum heiligen Strom des Lebens geleiten …..." Aufgabe der Jünger war es, den Söhnen der Menschen eine Botschaft der Wahrheit und des Lichtes zu vermitteln. „Lieben heißt, immer neu zu lernen".

Dr. Swope ist eine bibelfeste Ärztin, die in ihrem Buch „The Spiritual Roots of Barley" über die spirituellen Wurzeln der Gerste schreibt. Sie nimmt an, dass die körperliche und die spirituelle Gesundheit auf einer tiefen Ebene miteinander verbunden sind. Und auch, dass Gerstengras dabei eine ganz besondere Rolle spielt. Sie sieht in der Gerste „den aufregendsten Strahl von Hoffnung hinsichtlich Ernährung für ein überfüttertes, aber unterernährtes Amerika". Sie empfiehlt allen Menschen täglich ausreichend getrocknetes Gerstengras zu sich zu nehmen. So wird das Energieniveau und die Gesundheit auf der zellulären Ebene verbessert.

Anhand der folgenden zwei Zitaten möchte ich Ihnen die Möglichkeit geben, sich selbst ein Bild zu machen, ob Gerstengras ein von Gott extra an uns gegebenes Lebensmittel ist:

„Und Gott sprach: Lass die Erde Gras hervorbringen ……" (1. Genesis, Vers 11-12)

„Und Gott sprach, ich habe euch alle Kräuter gegeben, die Saat hervorbringen …." (Gott spricht hier direkt zu Adam und Eva) (Genesis 1,29)

Dr. Swope geht sogar soweit, dass sie sagt: „Was Jesus für den Geist, ist Gerste für unseren Körper". Sie sieht die Gerste als Symbol für neues Leben, Vollkommenheit und natürlich Kraft. Außerdem sagt sie, dass Gerste ein wichtiger Teil des Ernährungsplanes von Gott für uns ist.

Ich denke, dass die Ansichten von Dr. Swope sicherlich gewagt sind. Ich denke aber auch, dass sie sehr inspirierend sind und es sich lohnt, einmal in Ruhe darüber nachzudenken. Vielleicht können wir so unseren Körper zu einem „Hause Gottes" machen.

Das Blut der Pflanzen

Chlorophyll ist der grüne Farbstoff der Pflanzen. Er besteht aus zwei Bestandteilen: dem blaugrünen Chlorophyll vom Typ A und dem gelbgrünen Chlorophyll vom Typ B in einem Mengenverhältnis von circa drei zu eins. Dies fand der deutsche Chemiker Richard Willstätter (1872 bis 1942) heraus. 1935 erhielt er für seine Forschungsergebnisse den Nobelpreis für Chemie.

„Chlorophyll wird im kommenden erleuchteten Zeitalter das Hauptprotein sein. Im frisch zubereiteten Getränk enthält es kondensierten Sonnenschein und den für die Wiederbelebung des Körpers erforderlichen elektrischen Strom, und es wird Teile des Gehirns erschließen, von denen der Mensch heute noch nichts weiß." (Ann Wigmore)

Die oben genannten Chlorophyllarten sind mit dem roten Blutfarbstoff Hämin verwandt. Der Unterschied ist, dass Chlorophyll Magnesium und das Häminmolekül Eisen als Atomkern enthält. Dr. Hagiwara: „Chlorophyll und Blut scheinen ihrer chemischen Struktur nach Zwillinge zu sein." Hämin verbindet sich mit dem Protein Globin. Hieraus entsteht das Hämoglobin, das in den roten Blutkörperchen vorkommt und auch als Blutfarbstoff bezeichnet wird.

Man betrachtet das Chlorophyll als blutbildendes Element in der Natur für alle Pflanzenfresser und Menschen. Chlorophyll wird in der Pflanze als gespeicherte Sonnenenergie für neue organische Synthesen gebraucht. Halima Neumann: „Chlorophyll ist die einzige Substanz, welche die gespeicherte Sonnenenergie über die Ernährung an die menschlichen Zellen weitergeben kann." Das „grüne Blut" der Pflanzen werden im menschlichen Körper zu rotem Blut umgewandelt schreiben Dr. Hagiwara und Dr. Swope. „Die Flüssigkeit in den grünen Blättern stellt das Blut der Gräser und Bäume dar." So kommt es, dass Chlorophyll sowohl bei Menschen als auch bei Tieren mit Blutarmut ebenso schnell hilft wie Eisen. Aber nicht nur Chlorophyll ist wichtig für die Blutbildung und Erhaltung gesunden Blutes, sondern auch Vitamin C, B 12, K, A, Folsäure und Pyridoxin. Alles befindet sich im Gerstengras.

Ohne diesen grünen Pflanzenfarbstoff gäbe es kein Leben auf der Erde. Es wäre nämlich keine Nahrung zum Essen und kein Sauerstoff zum Atmen vorhanden.

Gelangen chlorophyllhaltige Säfte in den menschlichen Organismus, wird Magnesium freigesetzt und Eisen gebildet. Etwa 60% der Frauen leiden unter Anämie (Blutarmut). Grünsäfte und grünes Gemüse, wie etwa Wildkräuter, sind daher eine optimale Möglichkeit zur Prophylaxe und Heilung der Blutarmut. Magnesium stärkt zudem Ihr Nervensystem und Ihr Muskelgewebe. Es ist das wichtigste Mineral, um ein gesundes Herz und eine gesunde Atmungsaktivität bis ins hohe Alter zu erhalten.

„Wenn Chlorophyll zu patentieren wäre, wäre es nach meiner Auffassung das meist verwendete Produkt der im medizinischen Bereich Tätigen." (Dr. Swope, Ärztin)

Durch chlorophyllhaltige Nahrung werden unsere Zellen mit mehr Sauerstoff versorgt, da Hämoglobin Teil des Blutes ist, der den Sauerstoff transportiert. Das führt zu einer Beschleunigung der Zellteilung, einer Optimierung des Stoffwechselprozesses und zu einer besseren Durchblutung der Gehirnzellen, was sie wiederum leistungsfähiger macht. Bei Verletzungen oder Verbrennungen hilft das Chlorophyll dem menschlichen Körper bei seinen notwendigen „Reparaturarbeiten". Es gibt kein Organ, das nicht von den grünen Farbpigmenten gestärkt und harmonisiert wird.

Die Chlorophyllhaltige Pflanzennahrung enthält sehr viel Kalzium, dass der menschliche Körper nur in Verbindung mit Magnesium verwerten kann. Dieser Verbund ist wichtig für die Stärkung der Knochen, des Knorpels und des Stützgewebes. Auch Osteoporose wird vorgebeugt. Durch die Fülle an Enzymen, die in chlorophyllhaltigen Grünsäften enthalten sind, wird die Darmflora regeneriert. Ebenso werden die Verdauungsorgane und das gesamte endokrine hormonproduzierende Drüsensystem gestärkt.

Mit Hilfe des Gerstengrassaftes- oder Pulvers werden unsere Abwehrkräfte angekurbelt, was uns gegenüber Infektionskrankheiten wappnet. Diese Tatsache hat für uns Menschen eine besondere Bedeutung, da in unserer Zeit Bakterienstämme immer resistenter gegenüber Antibiotika werden.

Ein weiterer wichtiger Punkt der Vorteile von Chlorophyll ist die globale Stärkung unserer Selbstheilungskräfte. Dr. Hagiwara: „Eine Substanz [Gerstengrasextrakt], die gegen Fettleibigkeit und Ekzeme sowie gegen Herzkrankheiten und Krebs wirksam ist, ist entweder ein unglaubliches „Wundermittel", oder absolut kein Medikament, sondern etwas, dass das wahre heilende Wunder fördert, nämlich die Fähigkeit des Körpers, sich selbst zu heilen". Die Enzymkomplexe wirken antioxidativ, das bedeutet, dass sie aggressive Sauerstoffmoleküle („freie Radikale") bekämpfen und so die Zelldegeneration- und Alterung sowie das Entstehen von chronischen Krankheiten wie zum Beispiel Krebs verhindern.

Außerdem schützen grüne Grassäfte sogar nachweislich vor radioaktiven Strahlenschäden wie zum Beispiel Röntgenstrahlen.

All die genannten positiven Wirkungen des Chlorophylls treten allerdings nur ein, wenn das Chlorophyll regelmäßig und täglich zugeführt wird. Zudem dürfen die Enzyme, Vitamine und Mineralstoffe nicht durch Erhitzung zerstört oder dezimiert werden.

„Suchst Du das Höchste, das Größte? Die Pflanze kann es Dich lehren! Was sie willenlos ist- sei Du es wollend! Das ist´s!"

(Friedrich Schiller)

Gerstengrassaft- Inhaltsstoffe und ihre Bedeutung

Gerstengras ist ein vollwertiges Nahrungsmittel mit allen Mineralien, Enzymen, Vitaminen und alle wichtigen Aminosäuren. Nur Vitamin D ist in Gerstengras nicht enthalten, dies bildet der Körper bei genügend Sonnenlicht selbst. Im Vergleich zu anderen Grünpflanzen hat Gerstengras den höchsten Gehalt an Chlorophyll. Zudem ist die ausgewogene Zusammensetzung genau auf die Bedürfnisse des menschlichen Körpers abgestimmt! So stellt das Gerstengras das ideale Nahrungsergänzungsmittel für uns da. Dr. H. E. Kirschner: „Es gibt absolut keinen Ersatz für grüne Nahrungsmittel in unserer Ernährung. Wenn Sie sich dieser ´Sonnenlicht-Energie-Nahrung´ verweigern, berauben Sie sich zu einem hohen Grad eines ganz besonderen Lebenselixiers."

Gerstengrassaft liefert Ihnen doppelt so viel Kalzium wie Milch, doppelt so viel Kalzium und Kalium wie Weizengras, etwa 30x mehr von allen B-Vitaminen wie Milch, das wichtige B 12- Vitamin, Beta-Karotin und 7x so viel Vitamin C wie die entsprechende Gewichtsmenge Orangen, 5x so viel Eisen wie Spinat und große Mengen der wichtigen Mineralstoffen Magnesium, Kalium, Kupfer und Zink. Halima Neu mann: „Diese Nährstoffprofil kann keine tierische Nahrung bieten."

Die im Gerstengrassaft enthaltenen Isoflavonoide haben eine ähnliche Wirkung wie einige körpereigene Östrogene. Diese sind besonders in der Prophylaxe von Osteoporose wichtig. Sie halten das Kalzium zurück und begünstigen die Ablagerung in den Knochen. Zudem fördern sie die Regeneration der Haut.

Die enthaltenen essentiellen Fettsäuren wie zum Beispiel Linol- und Linolensäure nehmen an der Produktion von Prostaglandinen, einer hormonähnlichen Substanz, teil und beschleunigen das Zellwachstum. Ebenfalls verbessern sie den Hautzustand und unterstützen die Funktion der Leber. Auch stimulieren sie die Tätigkeit der endokrinen Drüsen und stärken das Nervensystem. Gerstengras besteht etwas zu 50% aus Linolensäure, zu 20% aus Palmitinsäure und zu 9% aus Linolsäure.

Dr. Hagiwara empfiehlt als Nahrungsergänzung zwei- bis dreimal täglich eine Dosis von 1 Gramm Gerstengraspulver bei Säuglingen, 2 g bis 6 g (entspricht circa 1-2 Teelöffeln) bei Schulkindern und Erwachsenen. Bei Menschen mit Krankheitssymptomen oder einer Neigung zur Übersäuerung empfiehlt er die doppelte Menge. Dr. Hagiwara: „Der Grüne Gerstenextrakt kann ein Gegenmittel gegen die sich immer weiter verschlechternde Ernährung der Fast Food Kultur sein, weil er ein ganz natürliches Fast Food ist und trotzdem einen höheren Gehalt an den fünf lebenswichtigen Nährstoffen (Mineralien, Vitamine, Proteine, Chlorophyll und Enzyme) als jedes andere natürliche Lebensmittel aufweist."

Dr. Swope empfiehlt Gerstengraspulver sogar als alleiniges Nahrungsergänzungsmittel, da sie sagt, dass hier alle vom Körper benötigten Stoffe in einer optimalen Zusammensetzung enthalten sind.

„Der Saft aus Getreidegräsern ist eines der ältesten Heilmittel der Menschheit und enthält alle Substanzen in ausgewogener Konzentration, die wir zum Leben brauchen." (Halima Neumann in „Grüne Lebensenergie- Heilkraft aus dem Schoß der Erde")

Anwendungsgebiete für Gerstengras

In diesem Kapitel möchte ich Ihnen einige Anwendungsgebiete für Gerstengras aufzählen, wobei ich mich auf Erkrankungen des Menschen beschränke. Ich erhebe aber keinen Anspruch auf Vollständigkeit. Dr. Hagiwara fand heraus, dass Gerstengrassaft hunderte (und das ist wörtlich gemeint) Beschwerden und Gesundheitsprobleme heilen oder lindern kann, auch solche, die auf herkömmliche Therapien nicht angesprochen haben.

Der Vorteil von Gerstengrassaft ist die Aktivierung unserer Selbstheilungskräfte und die Kräftigung und Stärkung unseres Immunsystems. Daher eignet sich Gerstengras auch, beziehungsweise besonders, zur Gesundheitsprophylaxe.

Alkoholismus

Der ständige Konsum von Alkohol zerstört auf Dauer die Leber. Hier können die Grassäfte mit ihrer Fülle an Mineralsalzen und Chlorophyll dafür sorgen, dass die Leber sich wieder regeneriert. So kann ein Teil des angerichteten Schadens wieder gut gemacht werden. Zudem bekommen ehemalige Alkoholiker wieder neuen Lebensmut und ihr Gedächtnis verbessert sich.

Drogenabhängigkeit

Ann Wigmore machte mit Weizen- und Gersten-grassaft gute Erfahrungen, wenn sie drogenabhängige Menschen behandelte. Der hohe Anteil an Kalzium, Magnesium, Phosphor und Kalium helfen dem Körper, Drogenrückstände aus den Organen sowie aus dem Muskel- und Bindegewebe zu spülen.

Zudem sorgen die zugeführten Mineralstoffe für einen ausgeglichenen Säure-Base-Haushalt, was zu einer psychischen Ausgeglichenheit und Stabilisierung führt und besonders wichtig ist im Kampf gegen die Abhängigkeit. Auch Raucher berichten über die positive Wirkung von Gerstengrassaft sowie über ein schnelles Ende der Sucht.

Azidose

Unter einer Azidose versteht man eine Übersäuerung. Eine Übersäuerung führt dazu, dass Organe und Gewebe angegriffen werden. Gerstengras ist eines der basenüberschüssigsten Lebensmittel, die wir kennen. Sie alkalisieren den Organismus und neutralisieren so Säuren.

Dies führt zu einer Revitalisierung der Organe und des Gewebes, was wiederum für eine dauerhafte Ver-jüngung, auch von Haut und Haaren, bewirkt. Zudem ist ein ausgeglichener Säurehaushalt wichtig für unser psychisches Gleichgewicht. Gerstengrassaft eignet sich auch hervorragend zur Einnahme gegen Sodbrennen.

Diabetes

Gerstengrassaft sorgt bei regelmäßiger Einnahme zu einer Normalisierung des Blutzuckerspiegels. Ebenfalls gute Erfahrungen wurden mit Afa-Algen-Pulver gemacht. Die Normalisierung des Blutzuckerspiegels wird auf die schnell verfügbaren Nährstoffe aus Mucopolysacchariden sowie die Wirkung der Spurenelemente Mangan, Zink und Chrom. Mangan und Zink sind wichtig für die Insulinspeicherung, der Wundheilung und der Stärkung des Immunsystems. Chrom hingegen ist bedeutsam für den Kohlenhydratstoffwechsel. Die Tätigkeit der Bauchspeicheldrüse wird durch den hohen Anteil an Enzymkomplexen im Gerstengras angeregt. Zudem wurde festgestellt, dass Menschen, die an Diabetes leiden, ein Mangel an allen B-Vitaminen, Vitamin C und Vitamin A sowie an Selen vorweisen. Als dies ist reichlich in Gerstengrassaft enthalten.

Gewichtsprobleme, Übergewicht

Gerstengrassaft enthält einen Enzymkomplex, der die fettspaltenden Enzyme im Körper aktiviert. Zudem trägt der Anteil von cholesterinsenkender Gamma-Linolensäure uns essentieller Linolsäure zum Abbau überschüssigen Fettes bei. Die Beschleunigung des Lipidstoffwechsels wird durch den Gerstengrassaft beschleunigt, was Ihnen wiederum die Gewichtskontrolle erleichtert. Glutaminsäure und Phenylalanin dämpfen Ihr Hungergefühl. Durch das Nährstoffprofil des Gerstengrases sättigt für Stunden. Zwei Esslöffel Gerstengraspulver ersetzen eine vollwertige Mahlzeit.

Infektionen

Das im Gerstengrassaft enthaltene Chlorophyll eignet sich gut zur Vorbeugung und zum Auskurieren von Infektionskrankheiten jeder Art. Das enthaltene Vitamin C und Betakarotin aktivieren und stimulieren das Immunsystem.

Mangel- und Fehlernährung

In unserer heutigen Zeit kann man sagen, dass wir an „vollen Töpfen verhungern". Wir essen zu viele „leere" Kalorien, Fett und tierisches Eiweiß, aber zu wenig Vitalstoffe, die wir zum Beispiel in Obst und Gemüse finden würden. Durch diese unausgeglichene Ernährung sind Vitalstofflücken vorprogrammiert. Dabei brauchen wir besonders jetzt viel mehr Vitamine. Smog, Lärm, Stress- um diesen Belastungen

optimal begegnen zu können, brauchen einen gesunden Körper und einen ausgeglichenen Geist.
Daher sollten wir neben einer bewussten Ernährung
mit viel Obst und Gemüse unserem Körper zusätzliche Stärkung mit Gerstengrassaft verschaffen. Ein
angenehmer Nebeneffekt: Sie beugen mit Gerstengrassaft nicht nur Krankheiten, sondern auch ver-
frühten Alterserscheinungen vor.

Müdigkeit und Erschöpfung

Viele Menschen begehen den Fehler sich bei
Müdigkeit mit Süßigkeiten oder mit koffeinhaltigen
Getränken aufputschen zu wollen. Mit dieser
Methode setzen sie aber die „Zuckerschaukel" in
Gang was zur Folge hat, dass sie sich nach kurzer Zeit
noch müder fühlen als vorher. Eine gesunde Alternative ist auch hier der Gerstengrassaft. Die Fülle an
enthaltenen Vitaminen, Mineralien und Enzyme sind
die ideale Nahrung für Ihr Gehirn und aktivieren die
Leber, die Ihren Körper mit Energie versorgt. Wenn
Sie immerzu müde sind, dann ist das kein normaler
Zustand und oft auf ungesunde Ernährung
zurückzuführen. Mit Gerstengrassaft können Sie innerhalb von 2 Tagen ein hohes Energieniveau erreichen, da Gerstengras in der Lage ist Mangelerscheinungen auszugleichen und Schlacken zu
entfernen, die Ihr Blut, Ihr Gewebe und Ihre Organe
eventuell belasten.

Mundgeruch

Die antibakteriell wirkenden Enzyme und das Chlorophyll im Gerstengrassaft binden den Mundgeruch und deodoriert. Wenn Sie unter Mundgeruch leiden, dann sollten Sie eine Gerstengras-Therapie machen, da Mundgeruch meist von nicht verdauter Nahrung im Magen herrührt.

Osteoporose

Durch das enthaltene Kalzium eignet sich Gerstengrassaft auch als wirksame Osteoporose-Prophylaxe. Durch das ausgewogene Verhältnis von Vitamin C, Proteinen und Magnesium wird die Regeneration des Gewebes, des Skelettes und der Knorpel gewährleistet.

Stress

Viele Menschen dekompensieren in stressigen Situationen, da ihr Körper dieser Belastung einfach nicht gewachsen ist. Gerstengras hilft Ihnen auch in stressigen Situationen gelassen zu reagieren. Durch die hohe Nährstoffdichte wird Ihr Körper physisch und psychisch stabilisiert. Das wiederum hilft, stressige Situationen zu meistern. Zudem werden ausgeschiedene Vitamine und Mineralien schneller wieder aufgefüllt, wenn Sie regelmäßig Gerstengrassaft zu sich nehmen und so einer Übersäuerung vorbeugen.

Verdauungsprobleme

Erschöpfte Verdauungsdrüsen werden durch die En-
zyme im Gerstengrassaft angeregt. So wird die
Nahrungsverwertung auf natürliche Weise optimiert.
Verstopfungen und unangenehme Gerüche bei
Blähungen werden ebenfalls beseitigt. Zudem fördert
Gerstengrassaft die körpereigene B12-Bildung und die
Regeneration der Darmflora.

Zahnfleischentzündungen

Hier empfehle ich Ihnen den Gerstengrassaft zu
gurgeln oder ein Büschel Gerstengras langsam auszukauen. Die im Gerstengras enthaltenen Enzyme
wirken antibakteriell und entzündungshemmend.

Gerstengrassaft- ein Jungbrunnen

Gerstengrassaft kann Ihnen natürlich nicht zur Unsterblichkeit verhelfen. Aber es kann Ihnen helfen, alternde Zellen wieder zu verjüngen, den Alterungsprozess zu verlangsamen und Ihnen das Gefühl geben, vitaler und lebendiger zu sein. Die im Gerstengrassaft enthaltenen Enzyme verbessern Ihr Blutbild und das enthaltene Chlorophyll entgiftet den Körper in dem es Schleim, kristallisierte Säuren und andere Schlacken ausscheiden lässt. Zudem fördert es die Verdauung. Die Getreidegrassäfte versorgen unterernährte Körperzellen mit ihrem ausgewogenen Nährstoffprofil mit allen essentiellen Aminosäuren, Vitaminen und Mineralien. So wird auch de Zellteilungsrate angeregt.

Zusätzlich ist Gerstengras die reichste natürliche SOD-Quelle. SOD steht für Superoxid-Dismutase, ein seltenes Enzym. SOD verlangsamt den Alterungsprozess von Körperzellen, auch im Gehirn und als potentes Antioxidans zerstört es freie Radikale und sorgt somit für Langlebigkeit. SOD ist auch ein krebshemmendes Enzym.

Die im Gerstengras enthaltene Glutaminsäure verbessert das Kurz- und Langzeitgedächtnis. Zudem erhöht es die Reaktionsgeschwindigkeit und verbessert Ihr Lernvermögen. Die Glutaminsäure wirkt auch als Alzheimerprophylaxe und in Gerstengraspulver ist davon reichlich vorhanden: 10 g enthalten etwa 250 g Glutaminsäure.

Gerstengras enthält auch das Wachstums-Hormon Tryptophan. Hierbei handelt es sich um eine Aminosäure, die die Bildung neuer Körperzellen stimuliert. Die enthaltenen Stoffe im Gerstengras sind sogar in der Lage, das Wachstum von Krebszellen zu stoppen. Außerdem setzen die enthaltenen Stoffe den Körper in die Lage, Gifte, die sich sonst ständig weiter ansammeln würden und so zu chronischen Krankheiten und vorzeitigen Altern führen würden, auszuscheiden.

„Leblose Zellen ergeben leblose Menschen, und ich bin sicher: `Tote Nahrung´ ergibt ´tote´ Menschen." (Dr. Swope in „Green Leaves of Baley")

Anbau von **Gerstengras zu Hause**

Tatsächlich ist es ganz einfach, Gersten- oder Weizengras zu Hause zu ziehen. Sie brauchen dafür keimfähiges Saatgut. Diese bekommen Sie im Reformhaus der im Naturkostladen.

Sie sollte das Getreide nicht im Bio-Snacky keimen lassen, da hier die mangelnde Lüftung ein Problem darstellt. Am besten eignet sich ein 1-Liter-Gurkenglas. Zudem benötigen Sie Gaze, ein grobmaschiger, luftdurchlässiger Baumwollstoff und einen Einmachring zum Fixieren.

Für ein Gurkenglas benötigen Sie vier gehäufte Esslöffel Körner. Bedecken Sie das Korn mit Wasser und lassen Sie es 12 Stunden einweichen. Nach Ablauf der 12 Stunden spülen Sie das Korn gut unter fließendem Wasser durch. Gießen Sie das alte Wasser in dem Gurkenglas ab, füllen Sie es mit neuem Wasser auf und gießen ab.

Stellen Sie das Gurkenglas nun schräg zum Fenster auf. Das Ende des Glases steht auf einem Küchenbrett, so dass die Körner gut belüftet werden. Wiederholen Sie diesen Vorgang zweimal, morgens und abends.

Nach 2 bis 3 Tagen beginnt das Getreide zu keimen

und die zarten Wurzeln werden sichtbar. Nun können Sie das Getreide auspflanzen. Spülen Sie die Körner nochmal gut durch und legen Sie sie dicht an dicht, aber nicht übereinander, auf ein Tablett, eine Schale, ein Backblech oder ähnliches, das mit Öko-Erde oder Komposterde mindestens 5 Zentimeter hoch gefüllt ist. Drücken Sie die Körner leicht an und besprühen Sie diese mit Wasser.

Halten Sie die Saat für 3 bis 4 Tage dunkel, damit sich die Wurzeln gut entwickeln können und so kräftige Pflanzen entstehen. Nach Ablauf der 3 bis 4 Tage setzen Sie die kleinen Gerstenpflanzen dem Sonnenlicht aus, damit sich das Chlorophyll bilden kann.

Halten Sie die Körner ein- bis zweimal am Tage mit Sprühen von Wasser feucht. Wenn Sie dann zu Gras geworden sind, dann können Sie sie auch vorsichtig mit einer Gießkanne gießen. Seien sie aber vorsichtig, denn zu viel Wasser führt zu Schimmelbildung!

Zwei Treibbeete von der Größe eines Backbleches ergeben etwa 2 Pfund Gras. Hieraus können Sie 300 g Saft pressen. Wenn Sie diese Menge erreichen möchten, dann sollten Sie alle zwei Tage zwei Beete bepflanzen.

Die Ernte beginnt zwischen dem siebten und dem vierzehnten Tag. Die Halme sollten dann sieben bis zehn Zentimeter an Höhe erreicht haben. Zu diesem

Zeitpunkt enthalten sie nämlich ein Maximum an Enzymen und Nährstoffen. Schneiden Sie die Grashalme einfach kurz oberhalb der Wurzel ab. Die abgeschnittenen Gräser halten im verschlossenen Glas im Kühlschrank für etwa 5 Tage.

Die Grasnarbe wächst wieder zu einer zweiten Ernte heran, wobei diese aber nur noch die Hälfte der Heilkraft und Nährstoffdichte aufweist.

Gerstengrasprodukte

In Japan und den USA ist Gerstengras seit Jahrzehnten ein Verkaufsschlager unter den Nahrungsergänzungsmitteln. In Deutschland ist Gerstengras bis heute eine Marktlücke.

Das Instant-Pulver „Green Magma" lässt sich leicht auflösen und schmeckt leicht süßlich. Die süßliche Note stammt von etwas Maltodextrin und braunen Reis. Maltodextrin ist ein natürliches, komplexes Kohlenhydrat. Dieses Produkt ist auch für Diabetiker geeignet. Zudem enthält es kein Gluten, dass Allergien auslösen kann. Der braune Reis sorgt für eine Erhöhung des Vitamin-B-Spiegels und sorgt für eine festere Konsistenz des grünlichen Pulvers.

Um den Gerstengrassaft leichter verdaulich zu machen, werden fast alle Faserstoffe in „Green Magma" extrahiert. So wird der Gerstengrassaft auch assimiliert was dazu führt, dass die Nährstoffe innerhalb von zwanzig Minuten vom Körper aufgenommen werden. Wenn Sie eine Gerstengrassaft-Fastenkur machen möchten, dann eignet sich „Green Magma" besonders gut, da es keine Ballaststoffe enthält. Sie können „Green Magma" auch in Form von Tabletten erhalten.

Viele Hersteller bieten Gerstengraspulver auch in

Form von Lutschtabletten an. Hierfür wird überwiegend gepresstes Gerstengraspulver verwendet. Sie können die Lutschtabletten langsam im Mund zergehen lassen oder hinunter schlucken. Zusätzlich sollten Sie dazu Flüssigkeit zu sich nehmen. Der Geschmack ist leicht bitter, so dass die Lutschtabletten für manche gewöhnungsbedürftig sind. Aber besonders die Bitterstoffe sind wichtig, damit unser Magen, unsere Leber und unsere Galle optimal funktionieren können. In unserer Zivilisationskost sind sie aber leider nur noch kaum zu finden. Wenn Sie sich nicht an den leicht bitteren Geschmack gewöhnen können, dann können Sie alternativ auch umhüllte Gerstengrasextrakt-Lutschtabletten. Sie eignen sich auch gut für Kinder, da diese einen bitteren Geschmack oft nicht akzeptieren.

Gerstengras vs. Weizengras

Oft werden Gerstengrassaft und die daraus gewonnenen Produkte mit Weizengras gleich gestellt. Es hat sich aber im Laufe der Zeit gezeigt, dass bei manchen Krankheitsbildern Gerstengras Weizengras vorzuziehen ist.

So hat man zum Beispiel festgestellt, dass bei Candida-Patienten die Verwendung von Weizengras kontraindiziert ist. In den Industrieländern leiden circa 30% bis 80% der Menschen an Mykose, darunter vor allem unter dem Befall des Candida albicans. Durch diese Stoffwechselgifte können Pilze unseren Organismus schädigen und schwächen. Die große Gefahr besteht in einer Ausbreitung der Mykosen, die ihren Ursprungsort im Darm haben. Sie können sich aber auch auf innere Organe und das Gehirn ausbreiten. Mykosen werden vor allem durch zuckerhaltige und süße Nahrungsmittel genährt und hierzu zählt auch Weizengras, da es ebenfalls süßlich ist. Candida-Patienten sollten daher unbedingt Weizengrassaft und Weizengraspulver meiden! Hier ist Glukose enthalten, die die optimale Nahrung für die Darmpilze darstellt. Dr. Hagiwara berichtete von zahlreichen Candida-Patienten, die nach kurzer Zeit mit der Einnahme von Gerstengraspulver nachweislich pilzfrei waren.

Halima Neumann fand zudem heraus, dass bei den

Krankheitsbildern Azidose, Krebs und Multiple Sklerose fast immer auch eine Pilzüberwucherung vorliegt. Daher sollten Sie, wenn Sie an einen der genannten Erkrankungen leiden, aus Weizengras verzichten und Gerstengras oder auch Afa-Algen vorziehen.

Auch verfügt das Gerstengras über eine höhere Nährstoffdichte als Weizengras. Es enthält doppelt soviel Kalzium und Kalium, was wichtig für einen ausgeglichenen Säure-Basen-Haushalt ist. Zudem enthält Gerstengras viel mehr Chlorophyll, Enzyme und Aminosäuren als Weizengras. Andersherum enthält Gerstengras weniger als die Hälfte an Phosphor. Dieses Element kommt in unserer heutigen Kost übermäßig vor. Halima Neumann macht Phosphor beispielsweise für die Hyperaktivität bei Kindern und Schlafstörungen verantwortlich.

Auch bei der Verträglichkeit von frisch gepressten Weizengrassaft liegt der Gerstengrassaft vorne. Viele Menschen vertragen frischen Weizengrassaft nicht und äußern dann ein Gefühl der Übelkeit. Dass die meisten Menschen Gerstengrassaft besser vertragen und keine Magenprobleme bekommen liegt höchstwahrscheinlich daran, dass durch den Basenüberschuss zu viel Magensäure neutralisiert.

Gerstengras enthält, im Gegensatz zum Weizengras, dass wertvolle und seltene Enzym SOD. Auch enthält

Gerstengras das Enzym Katalase, dass unser Immun-system in seinem Kampf gegen Krebszellen aktiviert. Ebenso sind die Fettsäuren Oxydase und Transhy-drogenase in Gerstengras enthalten, die den Abbau von Fetten im menschlichen Körper bewirken. Wenn wir zu wenig von einem dieser beiden Fettsäuren ha-ben, dann neigen wir zu Fetteinlagerungen, Gewichtsproblemen und einem erhöhten Cholester-inspiegel. Dies wiederum erhöht die Gefahr von Arte-riosklerose und Thrombosenbildung. Nicht zuletzt wurde ausschließlich im Gerstengras das potente An-tioxidans GIV gefunden. Es ist noch wirkungsvoller als Vitamin A oder Betakarotin. Ein weiterer Vorteil von Gerstengras im Gegensatz zu Weizengras ist der enthaltene Enzymkomplex, der nach dermatolo-gischen Studien von Dr. Tatsuo in der Lage ist, Pig-mentablagerungen wie zum Beispiel Altersflecken, Melanosen und Hautunreinheiten zu heilen.

Gerstengras enthält im Vergleich zu Weizengras Bit-terstoffe, die vor allem der Bauchspeicheldrüse, dem Magen, der Leber und der Galle positiv nutzen.

Wichtige Menschen in der Geschichte des Gerstengrases

In diesem Kapitel möchte ich Ihnen über einige Menschen berichten, die im Zusammenhang mit dem Gerstengras wichtige Entdeckungen gemacht und Erfahrungen gesammelt haben.

Zu einen der ersten Menschen, die die Heilkräfte im Getreidegras entdeckte und sich wissenschaftlich damit beschäftigte, war Dr. Schnabel aus Kansas City. 1928 entdeckte er, dass Hühner, die mit Getreidegräsern gefüttert wurden, viel mehr Eier legten als die Hühner, die ganz normal Hühnerfütter erhielten. So stieg die Produktion der Eier im Winter von 38% auf unfassbare 94%! Aber nicht nur die Quantität sondern auch die Qualität nahm der Eier nahm zu: die Eier bekamen wesentlich härtere Schalen und es entwickelten sich aus ihnen viel gesündere Küken. Zusätzlich stellte er fest, dass die Hühner, die Getreidegräser bekamen, deutlich länger lebten als die anderen.

Dr. Schnabel war begeister und fasziniert zugleich. So zögerte er nicht und stellte einen Auszug aus Getreidegräsern her, den er seiner siebenköpfigen Familie gab. Am 1. Juni 1942 berichtete der „Buffalo Courier Express" über Dr. Schnabel und seine Familie. In dem Zeitungsartikel war zu lesen, dass keiner

seiner Kinder jemals ernsthaft erkrankten oder
schlechte Zähne hatten. Beflügelt durch den Zeitungsartikel und seiner Zeit weit voraus, entwickelte Dr.
Schnabel einen Ernährungsplan für die hungernden
Menschen auf der ganzen Welt. Basis dieses
Ernährungsplanes war ein hochprozentiges Protein-
Nahrungsergänzungsmittel aus Getreidegräsern. So
kam es, dass seit Anfang der dreißiger Jahre Gerstengraspulver als „erste Multivitaminpille" in den ver-
einigten Staaten verkauft wurde.

Mitte der dreißiger Jahre machte dann Dr. George
Kohler von der University of Wisconsin eine wichtige
Entdeckung. Er fand heraus, dass der höhere
Nährwert der Milch, die die Kühe im Sommer gaben,
von dem Gras kam, das sie fraßen. Er entdeckte auch,
dass Milchkühe, die Getreidegras fraßen, eine viel
höhere Milchleistung erbrachten. 1940 fand G. von
Wendt dann heraus, dass Stillkinder von Müttern, die
ihren Kindern Milch von Kühen gaben, die Sommer-
gras gefressen hatten, sich wesentlich schneller und
besser entwickelten als die Kinder, die Milch von
Kühen bekamen, die Wintergras gefressen hatten.
Aufgrund dieser Entdeckungen verabreichte ein Arzt
in Kansas City schwangeren Frauen, denen eine Feh-
lgeburt drohte, Getreidegras und erzielte damit große
Erfolge.

Dr. Ann Wigmore- Mutter des Getreidesafts

Dr. Ann Wigmore konnte ihre Großmutter im ersten Weltkrieg dabei beobachten, wie diese verwundete Soldaten mit Weizen- und Gerstengras versorgte. Sie gab es ihnen zu trinken und band es ihnen auf die Wunden. Viele Jahre später, Wigmore war bereits von Litauen nach Amerika ausgewandert, erkrankte sie schwer an einer schmerzhaften Dickdarmentzündung. Sie erinnerte sich wieder an ihre Großmutter und an deren Heilkünste und so beschloss sie, sich selbst zu kurieren. Sie begann Weizen-und Gerstengras, welches in der Nähe ihres Hauses wuchs, auszukauen. Schon nach kurzer Zeit erholte sie sich von ihrer Erkrankung und berichtete, dass selbst ihr weiß gewordenes Haar wieder seine ursprüngliche braune Farbe bekam.

Sie begann den Saft auszupressen und zu trinken, schließlich war dies deutlich bequemer als die Gräser auszukauen. Angestachelt von ihren Erfolgen an ihrem Körper begann sie ihre Hunde und Katzen mit Grünsaftzusätzen aus Weizen- und Gerstengras zu füttern. Sie berichtete, dass auch ihre Tiere viel aktiver wurden und verjüngt wirkten.

„Gerstengras ist eines der besten Mittel zur Reinigung, Heilung, und Regenerierung und zum Schutz und zur Verjüngung unseres Gesundheitszustandes und Körpers." (Ann Wigmore in „Schlank, fit und gesund mit Weizengras")

Schnell verbreiteten sich Wigmores Erfolge und Erfahrungen in ihrer Nachbarschaft und so begann sie schon recht bald auch ihre Nachbarn und Freunde mit Grünsaften zu versorgen. 1968 gründete sie das Hippocrates Health Institut mit Sitz in Boston. Hier behandelte sie vor allem Menschen, die an degenerativen Erkrankungen litten, bei denen die Schulmedizin nur wenig helfen konnte. Ihre Therapie bestand in der Verabreichung von Gerstengrassaft, Weizengrassaft und enzymreicher Rohkost.

Sie betreute vor allem Menschen, die von Ärzten als „austherapiert" galten und darauf war sie besonders stolz. Diese Patienten hatten meist schon einen langen Leidensweg hinter sich in Form von chirurgischen Eingriffen und Strahlen- oder Chemotherapie. Tatsächlich erzählt man sich, dass manche Ärzte ihre unheilbare kranken Patienten zu Wigmore mit folgenden Worten schickten: „Wenn wir Sie jetzt dieser Frau übergeben, sterben Sie wenigstens aufgrund von Quacksalberei und nicht durch unsere Hände oder Methoden".

Viele Patienten waren so schwer krank, dass sie mit auf einer Bahre zu Wigmore gebracht wurden. Mit Hilfe ihrer Therapie verhalf sie den Patienten zur

Genesung und zu einem besseren Wohlbefinden. Die Patienten verbreiteten ihre Geschichten und trugen so zur Bekanntheit von Dr. Ann Wigmore bei.

Dr. Ann Wigmore war überzeugt, dass Gersten- und Weizengrassaft so gut wie alle Krankheiten heilen kann. Gestärkt durch ihre Erkenntnisse und Erfolge begann sie auch Alkohol- und Drogenabhängige, zuckersüchtige Jugendliche, Menschen mit Erschöpfungszuständen, Patienten mit Infektionen und Menschen mit Mangelernährung zu behandeln. Hier erzielte sie ebenfalls große Erfolge.

Dr. Ann Wigmore gilt als Pionierin auf dem Gebiet der Erforschung von Gersten- und Weizengrassäften.

Dr. Yoshihide Hagiwara- Wieder-Entdecker des Gerstengrases

1925 in Oita, Japan geboren erlebte Hagiwara den 2. Weltkrieg mit. Danach lebte er in Hiroshima und bekam dort die Auswirkungen der radioaktiven Strahlung hautnah mit. Im Jahre 1949 schloss er sein Universitätsstudium mit einem Diplom in Pharmakologie ab und eröffnete die Dr. Hagiwara Apotheke. Seine Freizeit verbrachte der Pharmakologe mit der Erforschung neuer Medikamente. Nachdem er mehrere erfolgreiche Arzneimittel entwickelt hatte, gründete Hagiwara eines der größten pharmazeutischen Unternehmen in Japan. Im Jahre 1960 bildete er sich weiter und wird zum Arzt für Allgemeinmedizin.

Am eigenen Leibe erfuhr Hagiwara, dass viele chemische Medikamente die Krankheitssymptome unterdrücken, die Ursache, nämlich die Erkrankung, nicht heilen. Nach einiger Zeit und einer Quecksilbervergiftung später fielen ihm im Alter von 38 Jahren die Zähne aus, seine physischen und psychischen Kräfte schwanden immer weiter und seine Haare ergrauten. All seine Versuche, sich mit Vitaminpillen und Hormonspritzen zu heilen, scheiterten kläglich. Er musste sich eingestehen, dass seine entwickelten Vitamintabletten und Medikamente gegen Erschöpfungszustände scheinbar völlig nutzlos waren!

Zusätzlich hatte Hagiwara sich aufgrund seiner beruflichen Situation eine ungesunde Ernährung und Lebensweise angeeignet. Er gönnte sich nur 3 Stunden Schlaf, aß Hamburger oder Reis mit Curry und spülte seine Mahlzeiten mit einem Softdrink hinunter. Er hatte über sein Leben die Aufgabe gestellt, einen Beitrag zur Gesundheit der Menschheit zu leisten. Seine eigene Gesundheit hatte er dabei völlig vernachlässigt. Als er zu dieser Erkenntnis kam, begann er sein Leben entscheidend zu ändern.

Er begann sich intensiv mit chinesischen Kräuterprodukten auseinander zu setzten. In seiner Kindheit war er schwer an Tuberkulose erkrankt und die traditionelle japanische Ernährungsweise mit Gemüse, Kartoffeln, Sojabohnen und Hirsebrei haben ihm nach eigenen Aussagen das Leben gerettet. Er war tatsächlich so scher erkrankt, dass es ihm ein Jahr lang nicht möglich war die Schule zu besuchen.

„In unserer prekären und belasteten Welt wird Gesundheit die Priorität Nummer 1. Verarbeiteten Nahrungsmitteln fehlt es oft an Vitaminen, Mineralien und den notwendigen Enzymen. Unter solchen Bedingungen fürchte ich, dass die menschliche Rasse sich in einigen Jahren nicht mehr gesund fortpflanzen kann." (Dr.Hagiwara)

Während seiner eingehenden Forschungen fand er die Bestätigung, dass die Kraft grüner Blätter als Nahrung die Quelle für das Leben und das Wohlergehen des menschlichen Körpers sind. Er nimmt an, dass der stetige Wegfall dieser natürlichen Kraft in der menschlichen Ernährung eine ernsthafte Bedrohung für die menschliche Gesundheit darstellt. Inspiriert durch die Aussagen von Hippokrates („Lasst eure Nahrung eure Heilmittel sein") und Shin-huang-ti („Die Ernährung ist es, die wahre Gesundheit erhält und zum besten Medikament wird") begab sich Hagiwara auf die Suche nach einem Lebensmittel, dass die Gesundheit der Konsumenten fördert in dem es die Selbstheilungskräfte vitalisiert und belebt.

In der Erforschungszeit von grünen Gemüsesäfte und der Analyse ihrer Inhalte besuchte Hagiwara in der Sommerzeit einen Bauern auf der Chita-Halbinsel. Obwohl Sommer war, konnte Hagiwara zu seinem Erstaunen keine Reispflanzen finden, die in dieser Jahreszeit normalerweise überall in Japan wachsen.

Als er den Bauern darauf ansprach, warum er sein Feld mit italienischen Roggengras, Roggen und großflächig mit tiefgrünen Hafer bewirtschafte, obwohl Reis im Verkauf 1600 Dollar pro Hektar und Roggenblättern nur 120 Dollar im Verkauf bringen, erhielt er eine für ihn wichtige Information. Der Bauer erzählte ihm, dass seine Kühe einen Mehrertrag von 4900 Dollar bringen, wenn er sie mit Roggenblättern statt Heu oder Weidengras fütterte. Zudem habe der Bauer festgestellt, dass die Zeit, in der eine Kuh

Milch gibt, mit dieser speziellen Fütterung um fünf oder sechs Jahre verlängert wird.

Dr. Hagiwara untersuchte 200 natürliche Quellen von Chlorophyll auf ihre Nährstoffdichte und ihre Nährstoffzusammensetzung. Seine umfangreichen Forschungen brachten in zu folgender Erkenntnis: Die Triebe des grünen Gerstengrases haben eine große Menge an aktiven Bestandteilen. So ist es reich an Mineralien, Vitaminen, es enthält hochwertiges Eiweiß und viel Zellulose aber wenig Kalorien. Aus diesem Wissen entstand die „Green Barley Essence", die bei uns unter dem Namen „Green Magma" im Handel erhältlich ist.

1982 gewann Dr. Hagiwara mit diesem Produkt den „Pharmaceutical Service Award" und im Jahre 1987 den Preis „Science and Technology Agency". 1994 bekam er den „Drug and Medical Meritorius Service Award", ein Verdienstorden. 1995 ehrte ihn die brasilianische Regierung mit einem Preis für die Verbesserung der Gesundheit der Weltbevölkerung.

1990 eröffnete Dr. Hagiwara in Kalifornien eine weitere Produktionsstätte für sein „Green Magma".

Dr. Mary Ruth Swope- Expertin in Sachen Gerstengras

Seit mehr als fünfzig Jahren beschäftigt sich Swope mit Ernährungsberatung- und Erziehung. Nebenbei ist sie auch als Autorin. Ihr Buch „Green Leaves of Barley" wurde mehrere hundertausendmal verkauft. Außer ihrem Doktortitel, den sie an der Columbia University in New York erwarb, hat sie weitere Universitätsgrade in South Carolina gemacht. Ihren Universitätsabschluss auf dem Gebiet Nahrungsmittel und Ernährung erwarb sie dann an der Universität von North Carolina.

Dr. Mary Ruth Swope war durch und durch eine Schulmedizinerin, die die Naturheilmediziner belächelt hat und sie als „Quacksalber" bezeichnet hat. Erst nachdem ein naher Angerhöriger schwer erkrankte und sie mit ihrem schulmedizinischem Wissen nicht mehr weiter kam, entschied sie sich zähneknirschend für eine sogenannte Chelattherapie, die ein „Quacksalber" durchführte. Aber diese Begebenheit änderte ihr ganzes Leben. Denn die Therapie schlug an, ihr lieber Verwandter gesundete!

Aber auch schon vor diesem Ereignis war sie ins Grübeln gekommen. Ihr wurde schmerzlich bewusst, dass ihre Patienten nie wirklich gesund wurden. Viel mehr war es so, dass die Krankheiten auf einem akzeptablen Niveau gehalten wurden. Diese Erkenntnis schockierte Swope so stark, dass sie begann ihr Wissen in Frage zu stellen. Am Ende dieses Prozesses war sie dann eine Verfechterin der ganzheitlichen und sanften Medizin geworden.

Wie viele andere schwört auch sie auf die Wirkung der grünen Blätter der Gerste. Sie sagt, dass viele Erkrankungen ernährungsbedingt entstehen und wie Menschen mit Hilfe des Gerstengrases diesen entgegenwirken können.

Rezepte-Sammlung

Mit Gerstengras können Sie nicht nur leckere Speisen und Drinks zubereiten. Gerstengras eignet sich auch gut zum Heilfasten. Das liegt daran, dass Gerstengras kein Fett, dafür aber viele Faserstoffe enthält. Pro 100 g enthält es lediglich 29 Kalorien. So stellt es auch einen guten Nahrungsersatz für Menschen mit Übergewicht dar. Gerstengras ermöglicht Ihnen überschüssiges Eiweiß und Fett abzubauen. Der Vorteil des Fastens mit Gerstengras liegt in der Milderung der Heilungskrisen und in der schnelleren Ausscheidung von gelösten Schlacken und Säuren.

Gerstengraspulver quillt in warmer Flüssigkeit stark und wirkt damit sehr sättigend. Sie haben aber auch die Möglichkeit statt Gerstengraspulver frischen Gerstengrassaft zu verwenden oder aber Sie mischen beides. Ebenfalls können Sie es mit dem Pulver der Afa-Alge mixen. 30 g Gerstengraspulver, das entspricht 3 Esslöffel des Pulvers, sollten Sie in 500 ml Flüssigkeit anrühren. Diese Portion ersetzt eine Vollwert-Mahlzeit!

Wenn Sie fasten, dann sollten Sie jeden morgen für eine Darmreinigung sorgen. Dies gelingt Ihnen am besten mit Magnesiumsulfat (1 Teelöffel auf ¼ Liter lauwarmes Wasser) oder mit Flosamenschalen (1 Esslöffel auf ¼ Liter Wasser). So verhindern Sie eine

Rückvergiftung über die Darmwand und lösen verkrustete Schlacken aus den Darmzotten.

Beim Heil- oder Teilfasten erhalten Sie mit dem Gerstengras mehr als 20% leicht verdauliche Eiweiße. Das ist wichtig, denn nur so werden Ihr Gehirn und Ihre Nerven optimal versorgt. Die in dem Gerstengrassaft vorkommende komplette Vitamin-B-Familie sorgt für einen stabilen Acetylcholin-Spiegel. Das verhindert, dass Sie während des Fastens nervös, ruhelos oder gar schlaflos werden.

Soßen und Dips

Soßen-Grundrezept

Zutaten:

- 1 gehäufter Teelöffel Gerstengraspulver
- 200 g Gemüse (wahlweise Tomaten, Gurken, Kohlrabi, Zucchini)
- 1 Avocado
- 200 ml Kombucha Getränk

Pürieren Sie das harte Gemüse mit dem Kombucha-Getränk in einem Mixer. Geben Sie dann die weichen Gemüsesorten dazu und mixen Sie weiter. Rühren Sie dann das Gerstengraspulver ein.

Die Soße reicht für 4 bis 6 Personen. Wenn Sie sie luftdicht in einem Glas verschließen und sie im Kühlschrank lagern, dann bleibt die Soße einige Tage lang frisch.

Gerstengrassoße

Zutaten:

- 4 Esslöffel kaltgepresstes Olivenöl
- ½ Liter Gerstengrassaft
- 1 zerkleinertes Lorbeerblatt
- 1 Messerspitze Kräutersalz
- 1 Esslöffel Mandelpulver
- 5 Tropfen Zitronensaft

Je nach Belieben mit Knoblauch, geriebenem Meerrettich oder Dill verfeinern

Verrühren Sie alle Zutaten gut miteinander. Die Gerstengrassoße eignet sich auch gut als Dip für zum Beispiel Möhren- oder Selleriestifte.

Diese Soße enthält nur hochwertige Fette und senkt den Cholesterinspiegel.

Sauce Vinaigrette mit Gerstengrassaft

Zutaten:

- 2 Esslöffel Obstessig oder Zitronensaft
- 4 Esslöffel Olivenöl
- Frische Kräuter (Schnittlauch, Petersilie, Dill usw.)
- 2 Esslöffel Gerstengrassaft
- Eine Brise Meeressalz
- 1 Messerspitze Cayennepfeffer

Je nach Belieben 1 geriebene Knoblauchzehe

Hacken Sie die Kräuter klein und mischen Sie diese mit den anderen Zutaten.

Schoko-Gerstengras-Krokant (von Halima Neumann)

Zutaten:

- 3 Esslöffel Gerstengraspulver
- 2 Esslöffel Mandelmilchpulver
- 1 Esslöffel Carob-Pulver
- 3 Esslöffel hochwertiges Olivenöl oder Hanföl
- ½ Avocado

Rühren Sie das Mandelmilchpulver mit Carob und dem Öl glatt und fügen Sie die Avocado hinzu.

Der Dip kann mit nicht zu süßen Äpfeln, Beeren oder Rohkostgemüse verzehrt werden.

Drinks

Green Power

Zutaten:

- 1 gehäufter Teelöffel Gerstengraspulver
- 1 gehäufter Teelöffel Afa-Algen-Pulver oder Spirulina Pulver
- 2 Teelöffel Flohsamenschalen (am Morgen zur Dammreinigung)

Rühren Sie alle Zutaten in ein Glas mit Wasser oder in stilles Mineralwasser.

Sie können diesen Drink 3x täglich zu sich nehmen oder aber bei Bedarf, zum Beispiel wenn Sie Müdigkeit und Konzentrationsprobleme verspüren.

Green Smoothie

Zutaten:

- 1 Papaya (ohne Kerne)
- 1 Banane
- 2 Esslöffel Gerstengraspulver oder frischen Gerstengrassaft

- 1 Glas stilles Wasser
- Option: Ein Esslöffel Bio Honig

Mixen Sie alle Zutaten bei mittlerer Stufe für 30 Sekunden in einem Mixer.

Dieser Drink enthält viel Kalzium, Eisen, Magnesium und hochwertiges Eiweiß.

Gerstengras-Smoothie

Zutaten:

- 2 Bananen
- 1 Birne
- 1 Esslöffel Gerstengrassaft
- 1 Glas gereinigtes Wasser
- Option: 2 dünne Scheiben frischen Ingwer

Pürieren sie alle Zutaten auf Stufe zwei für etwa eine halbe Minute in Ihrem Mixer.

Tropischer Energie-Power-Smoothie

Zutaten:

- 2 bis 3 Scheiben Ananas (nicht aus der Dose)
- 2 Tassen Bio-Apfelsaft
- 1 reife Banane
- 2 Teelöffel Gerstengraspulver

Verquirlen Sie alle Zutaten in Ihrem Mixer.

Anti-Stress- Trank

Zutaten:

- 100 ml dunkelrote Beerensäfte von reifen Brombeeren, Heidelbeeren oder schwarzen Johannisbeeren
- 1 Esslöffel Spirulina-Pulver
- 2 Esslöffel Gerstengraspulver
- 2 Esslöffel Mandelmilch

Verflüssigen Sie in Ihrem Mixer die Beeren, bis Sie einen Saft enthalten. Mischen Sie die übrigen Zutaten hinzu.

Drink zur Nieren-Reinigung- und Stärkung (nach Halima Neumann)

Zutaten:

- 1 Esslöffel Spirulina-Algen
- 2 Esslöffel Gerstengraspulver
- 300 ml Fruchtwasser von grünen Kokosnüssen
- Option: 500 ml Wassermelonensaft und /oder Melonen-Fruchtfleisch

Verflüssigen Sie alles in einem Mixer und sieben Sie eventuelle Kerne aus.

Gerstengras / Mango-Smoothie

Zutaten:

- 1 ganze reife Mango
- 50 g Gerstengras (oder 1 Esslöffel Gerstengraspulver)
- 2-3 Blätter frische Minze

Mango schälen und mit den restlichen Zutaten plus 250 ml Wasser in den Mixer geben. Fertig.

Apfeltraum-Smoothie

Zutaten:

- 2 Äpfel
- 50 g Gerstengrassaft (oder 1 Esslöffel Gerstengraspulver)
- 1 Handvoll kernlose Weintrauben
- Option: 1 Esslöffel Biohonig

Schneiden Sie die Äpfel klein und geben Sie die Stücke mit den Weintrauben in den Mixer. Fügen Sie anschließend den Gerstengrassaft hinzu.

Gerstengrassaft-Powerdrink

Zutaten:

- 3 Karotten (Bioanbau)
- 100 g gemischte Sprossen (Option: Diverse Wildkräuter)
- 50 g Gerstengras (oder 1 Esslöffel Gerstengraspulver)
- 50 bis 100 ml Orangensaft
- 2 Scheiben frischen Ingwer

Sämtliche Zutaten in einen Mixer geben.

Fertig.

Grüner Traum Smoothie

Zutaten:

- 3 Esslöffel frisch gepressten Gerstengrassaft (oder 1 Esslöffel Gerstengraspulver)
- 1/8 Liter frisch gepresster Traubensaft
- 1 Esslöffel Kräutertee (zum Beispiel Brennnessel)
- Eine Brise Pfeffer

Vermischen Sie alles gut miteinander und schon erleben Sie einen grünen Traum!

Ich wünsche Ihnen viel Spaß beim Ausprobieren all dieser köstlichen Rezepte. Sie sehen, mit Gerstengras können Sie jede Menge Speisen und Drinks herstellen, so dass Sie Ihren täglichen Speiseplan abwechslungsreich gestalten können!

(Kleines) Nachwort

Gerstengras ist ein ideales Lebensmittel für Gesundheit, Energie und Prävention.

Nutzen Sie das Wissen aus diesem Buch und versuchen Sie in den nächsten Tagen (Wochen) einige hier erwähnte Rezepte auszuprobieren. Spüren Sie was passiert, spüren Sie wie Ihr Körper und Ihr Geist auf Gerstengrassaft reagiert.

Gehen wir über zu ... Buch III

Bezugsquellen:

www.amazon.de (Suchwort: Gerstengras /Saft)

www.vitanatura.de (Gerstengraspulver BIO)

www.naturprodukte-blum.de (BIO)

www.bioinsel-shop.de

Buch III

Omega 3:

Die wiederentdeckte Fettsäure gegen Herz-Kreislauferkrankungen, Alzheimer, Depressionen, Arthrose, ADHS und Entzündungen

Vorwort

Gutes Fett - böses Fett. Pflanze gut - Tier böse. So wurde uns lange Zeit gepredigt. Dabei ist Fett nicht gleich Fett und oh Wunder, in tierischen Fetten sind hochwichtige Bestandteile enthalten, die uns pflanzliche Fette niemals liefern können. Das stellt unsere ganze Ernährungspädagogik auf den Kopf!

Ein Ei die Woche, war auch so eine Regel, mit der ich aufgewachsen bin. Und jetzt stellt sich heraus, dass ausgerechnet die Eierproduzenten Fettbestandteile von völlig unwichtig zu hochwertvoll umwandeln und uns diese veredelten Fettbestandteile mit ihren Frühstückseiern auf den Teller setzen. Die Welt steht Kopf. Das denke ich sowieso sehr oft. Aber nun auch noch das. Dabei weiß doch jeder, wie schwer es selbst als Erwachsener ist, sich über die Ge- und Verbote der Eltern hinwegzusetzen. Mir jedenfalls kommt beim zweiten Ei in der Woche schon ein wenig ein schlechtes Gewissen…

Haben Sie Kinder? Dann lesen Sie unbedingt dieses Buch! Sie erziehen Ihre Nachkommen dann nicht zu ernährungstechnischen Irrfahrern.

Haben Sie keine Kinder? Dann lesen Sie ebenfalls unbedingt dieses Buch, damit Sie die Irrtümer Ihrer Jugend erkennen und ausräumen können.

Einleitung

Der Körper und seine Leistung

Wie gehen wir mit unserem Körper um? Wird bei der Ernährung darauf geachtet, ob gesund und nahrhaft gegessen wird? Meistens eher nicht. Die leckere Pizza oder das Junkfood zwischendurch oder als Mahlzeit werden gerne gesehen und gegessen. Der Körper benötigt jedoch Gesundes, um gut zu funktionieren und die volle Leistung erbringen zu können. Dazu gehört auch ein gesunder Stoffwechsel, gefördert durch gesunde Fette. Nur dann schützt uns der Körper vor Krankheiten und beendet nicht mit einem Herzinfarkt früh und abrupt das Leben. Mit der Alzheimer Erkrankung oder mit Depressionen möchte niemand leben müssen. Erkrankungen erschweren und das Leben und nehmen einen großen Teil der Lebensqualität. Damit der Körper seine Arbeit gut macht, muss er unterstützt werden.

Das geht am besten mit mehrfach ungesättigten Fettsäuren Omega-3 und Omega-6. Was einfach klingt, scheint schwer umzusetzen zu sein, denn Statistiken sagen aus, dass weniger als 20 Prozent der Menschen regelmäßig die geeignete Menge an den Omega-3 Fettsäuren zu sich nehmen. Das ist ein erschreckendes Bild. Im Gegenzug fordern wir unserem Körper immer mehr ab. Natürlich nicht immer freiwillig. Doch der berufliche Stress und das Jonglieren mit einem 24 Stunden Tag, der Job, Familie und Freunde unter einen Hut bringen will und uns möglichst auch noch ein Freizeitbonbon übrig lassen soll, gehen schnell an die Substanz, wenn der Körper nicht optimal versorgt wird. Sport ist gesund, wird jedoch von manchen unter extremen Bedingungen praktiziert, die dem Körper in der Freizeit nicht Erholung bringen, sondern zusätzliche Anstrengungen und Stress.

Wir haben nur ein Leben und nur einen Körper. Aber wir gehen mit ihm um, als wären wir Katzen mit sieben oder neun Leben. Einen Schlaganfall kann man überleben, einen Herzinfarkt auch. Man kann beides aber auch verhindern, indem auf die Ernährung geachtet wird. Bei Belastungen sind Herz und Gefäße gefordert. Gerade Koronare Herzkrankheiten können durch gezielte Zufuhr von mehrfach ungesättigten Fettsäuren vermieden werden.

Allgemeines über gesättigte Fettsäuren - stabile Fette

Jedes natürliche Fett besteht aus 3 verschiedenen Fettsäuren. Das sind die "gesättigten Fette", "einfach ungesättigte Fette" und "mehrfach ungesättigte Fette". Der Unterschied dieser Fette liegt hauptsächlich darin, wie das Fett genutzt, also eingesetzt wird. Auf die Verwendung von Fetten wird oft nicht geachtet. Es wird eingekauft, was uns im Supermarkt grad so ins Auge springt.

Der Verbraucher möchte im Idealfall ein Öl oder Fett einkaufen, das fürs Braten ebenso geeignet ist, wie fürs Salatdressing und um das Putzen zu minimieren, soll es beim Braten auch möglichst wenig spritzen. Oder Kalorienzähler stecken tausende von Euronen in teure Kochtöpfe, um komplett auf Fett zu verzichten. Ein fataler Fehler. Denn der Körper braucht durchaus bestimmte Fettbestandteile. Daher ist es wichtig, zu erkennen welche Fette die guten und welche die bösen sind (spitz formuliert). Das wird am Sättigungsgrad fest gemacht.

Der Grad der Sättigung im Fett beeinflusst nicht nur den Schmelzpunkt, sondern ebenfalls die chemische Stabilität. Ein großer Anteil an gesättigten Fettsäuren verspricht die Stabilität, es wird nicht oxidieren oder ranzig werden. Ungesättigte Fettsäuren haben diese positiven Eigenschaften nicht. Je mehr davon, desto schneller wird es ranzig. Ein Beispiel ist das Frittieren von Pommes oder anderen Lebensmitteln. Das heiße Fett produziert ungesättigte Fettsäuren (Transfettsäuren), setzt damit entzündliche freie Radikale frei, die wiederum für die Gesundheit schädlich sind. Zusätzlich verändert bereits das erste Erhitzen die Zusammensetzung des Fettes, so dass gesunde Bestandteile minimiert werden. Wird das Fett dann auch noch sehr oft erhitzt und lange vermindert, setzen sich Lebensmittelreste ab, die die Qualität des Frittierfettes vollends zunichtemachen.

Samen in Pflanzen enthalten Öle, die dazu benötigt werden, dass der Samen in kalter Umgebung keimen kann. Diese Öle sind sozusagen der pflanzliche Winterspeck und bestehen aus stabilen "ungesättigten Fettsäuren". In einer tropischen Umgebung können daher eher "gesättigte Fette" gefunden werden, zum Beispiel in Kokosfett oder Palmöl. "Einfach ungesättigte Fette" im Olivenöl, das wiederum bei mittleren Temperaturen zu finden ist. In eher kalten Regionen liefern die Samen von Pflanzen wie zum Beispiel die Sonnenblumenkerne, "mehrfach ungesättigte Fette". Fette sind also für den Menschen wichtig, nur nicht die, von denen sich die Kilos an den Körper haften. Leicht flüssiges "ungesättigtes Fett" ist für den Körper notwendig, damit gewährleistet ist, dass das Fett im Körper nicht erhärtet.

Die "ungesättigte Fettsäuren" stellen die körperliche Bewegung sicher. Also Muskeltätigkeit und Zellaktivitäten. Sie sorgen dafür, dass im Körper alles im Fluss ist und das körpereigene Fett nicht zu fest wird. Zum Beispiel an der Oberfläche der Augen würde das zu feste Fett dafür sorgen, dass die Augen nicht genug angefeuchtet werden, dann wären ständig trockene Augen und ewiges Reiben die Folge.

Der menschliche Körper besteht aus 57% "einfach ungesättigten", 40% "gesättigte" und 3% "mehrfach ungesättigte" Fette. Das Fett muss demnach stabil sein, damit der Körper vor einer Oxidation durch "mehrfach ungesättigte Fette" geschützt ist. Wird mit der Ernährung nur wenig "gesättigte Fette" aufgenommen, dafür allerdings zu viel "mehrfach ungesättigte Fette", kann im Körper Schaden angerichtet werden.

Pro und Contra - Omega 3 Fettsäuren

Heiße Debatten werden geführt. In denen sind die Einen für und die Anderen gegen Omega 3 Fettsäuren. Viele wissen aber auch gar nicht richtig Bescheid, verzehren aber trotzdem Fischölkapseln oder essen viel Fisch, einfach weil er gesund ist.

Die Fürsprecher stellen immer wieder den Nutzen von Omega 3 Fettsäuren heraus. Sie wirken entzündungshemmend und gerade wenn es um Herzkreislauferkrankungen geht, sind sie gesundheitsfördernd, weil sie den Herzschlag im Rhythmus halten und Arteriosklerose verhindern helfen. Auch bei psychischen Erkrankungen und Osteoporose sind die ungesättigten Fettsäuren im Gespräch. Ältere an Depressionen leidende Frauen haben nachweislich innerhalb weniger Wochen deutliche Stimmungsaufhellungen erlebt, wenn ihnen gezielt und kontrolliert Omega 3 Fettsäure verabreicht wurde.

Die Zweifler mahnen, dass zu viel Omega 3 Fettsäure nicht gesundheitsfördernd, sondern sogar schädlich sein kann. Die Betonung liegt auf - zu viel! Es gibt kaum etwas, von dem ein „zu viel" dem Menschen gut tut. Daher sei hier ausdrücklich erwähnt, dass ein gesundes Maß vonnöten ist, um die Vorteile der Omega 3 Fettsäuren für sich nutzen zu können. Der Vergleich mit Rotwein macht vielleicht deutlich, wie sehr es auf das Maß ankommt. Es heißt, Rotwein wirkt positiv aufs Herz. Sekundäre Pflanzenstoffe hemmen freie Radikale und fördern die Gesundheit. Ein Gläschen am Abend, mag das bewirken. Bei drei Flaschen am Tag ist jedem klar, dass es sich um eine ausgewachsene Sucht handelt und alles andere als gesundheitsfördernd ist, weil der viele Alkohol die positiven Wirkungen der sekundären Pflanzenstoffe aufhebt.

Nun ist eine Sucht nach Omega 3 bisher nicht vorgekommen. Doch wenn wir uns klar machen, dass Omega 3 in bestimmten Fetten vorkommt, ist es logisch, dass ein zu viel davon, das Herz nicht schützt, sondern Übergewicht produziert und das Herz und die Gelenke belastet. Wer mit gesundem Menschenverstand an seine Ernährungsumstellung heran geht, wird mit Sicherheit nicht ins „Fettnäpfchen" treten. Und bei Risiken und Nebenwirkungen fragen wir den Arzt oder Apotheker. Zumal es immer Sinn macht, mit seinem Arzt über die eigene Ernährung und ggf. über Nahrungsergänzung zu sprechen.

Das Wichtigste Wissen über Omega 3 ist zum einen das Vorkommen des wertvollen Fettbestandteiles - hier natürlich auch mit dem prozentualen Anteil. So ist es durchaus hilfreich, den genauen Gehalt an Omega 3 in Ölen zu untersuchen. Natürlich sind in

Walnuss- oder Sojaöl Omega 3 Fettsäuren enthalten, aber bis zu einem Zehntel weniger als beispielsweise in Lein- oder Hanföl. Andere Öle haben nur noch unter 1 % Gehalt an Omega 3 Fettsäuren. Das kann getrost als nicht nennenswert bezeichnet werden. Als zweites muss man sich nur noch die Wirkung merken, auf die wir im Laufe der folgenden Kapitel noch ausführlicher zurückkommen. Doch allein die ersten Hinweise aus dem vorhergehenden Absatz reichen aus, um von der Prophylaxe mit Omega 3 zu überzeugen, oder?

Grundwissen zum Verhältnis von "Omega 3 zu Omega 6"

Nicht zuletzt durch Werbung für Lebensmittel hat es sich bestimmt herumgesprochen, dass Omega-3-Fettsäuren in Fetten zur Ernährung gehören und natürlich sehr gesund sind. Der Körper kann diese Fettsäuren gut gebrauchen, deshalb sollte sich jeder damit beschäftigen. Omega-3-Fettsäuren gehören zu den "mehrfach ungesättigten Fettsäuren" und sind lebensnotwendig. Der Körper ist nicht fähig, "mehrfach ungesättigte Fettsäure" selbst herzustellen. Fettsäuren sind notwendig, um neue Zellen bilden zu können. Weil sich ungesättigte Fette mit Wasser nicht mischen können, können sie Zellen wunderbar von der Umgebung trennen und beispielsweise vor dem Angriff durch freie Radikale abschirmen.

Für den menschlichen Körper gibt es drei verschiedene Omega-3-Fettsäuren, die wichtig sind.

Das sind die Säuren:

1. (ALA) Alpha-Linolensäure
2. (EPA) Eicosäpentensäure
3. (DHA) Docosahexaensäure

DHA bildet das Nervengewebe. Das Gehirn besteht aus reichlich viel Wasser und Fett und Omega-3-

Fettsäuren kommen im Gehirn in großen Mengen vor. Kurz gesagt: Fette Hirnleistung ist nur mit DHA möglich. Auch die Netzhaut benötigt DHA.

EPA ist der Basisstoff, um Eicosanoiden (hormonähnliche Stoffe) herzustellen. Diese Hormone regulieren zahlreiche Funktionen im Körper. EPA kontrolliert Entzündungen, das Immunsystem und sorgt dafür, dass keine unerwünschte Blutgerinnung innerhalb des Körpers entsteht. Sogar für die Stimmung ist es zuständig. Bei Depressionen kann durch die Aufnahme von EPA die Grundstimmung positiv beeinflusst werden.

ALA ist im Körper die einzige essenzielle Omega-3-Fettsäure. Im Körper wandelt diese sich zu EPA um und später zu DHA. Allerdings mit nur sehr geringen 5%. Diese Omega-3-Fettsäure ist zwar nicht ganz so nützlich für den Körper. Ungeachtet dessen hält es Hersteller von Nahrungsmitteln nicht davon ab, diese Omega-3-Fettsäure gut zu bewerben. Als Beispiel sei das Leinsamenöl genommen, das einen hohen Anteil an Omega-3-Fettsäuren enthält. Dabei ist es nur ALA, das wie schon gesagt, keine großen Nutzen für den Körper hat.

Um nützliche Omega-3-Fettsäuren zu erhalten, sollte auf tierische Quellen zurückgegriffen werden. Allen voran, das Fischöl. Fisch enthält jede Menge EPA und DHA. Allerdings sollte konzentriertes Fischöl in hoher Dosierung nur genommen werden, wenn dieses hochqualitativ verarbeitet wurde.

Nebenher gesagt, Hühner können sehr gut ALA in EPA und DHA umwandeln. Leinsamen, dass an Hühner verfüttert wird, eignet sich prima, um daraus EPA und DHA herzustellen. In Form von Eiern steht es damit unserem Körper dann wieder zur Verfügung. Das gilt natürlich auch für andere Futtermittel, die ALA-lastig sind. Sofern Hühner diese aufnehmen, wird ALA umgewandelt und uns durchs Ei sozusagen veredelt. Trotzdem ist es nicht nötig, sich sein eigenes Huhn zu halten. Beim Kauf von Eiern auf dem Wochenmarkt, kann der Bauer direkt gefragt werden, was seine Hühner für Futter bekommen haben.

Die andere Seite - Omega-6-Fettsäuren

Obwohl er etwas komplizierter ist, sollte der Zusammenhang von Omega-3 und Omega-6-Fettsäuren unbedingt betrachtet werden. Lebenswichtig für den Menschen ist Linolsäure, eine Omega-6-Fettsäure. Allerdings kommt Omega-6-Fettsäure kaum in der Nahrung vor. Essenzielle Fettsäuren von Omega-3 und Omega-6-Fettsäuren sind im Körper für andere Stoffe und Fettsäuren dienlich.

Diese beiden Fettsäuren sollten nicht voneinander gelöst werden, damit der Körper funktioniert. Beide zusammen bilden Stoffe, die Entzündungen hemmen, damit der Körper im Gleichgewicht bleiben kann. Dabei geht es nicht nur um äußerlich sichtbare oder beschwerdevolle Entzündungen im Inneren. Vor allem die Entzündungen, die nicht bemerkt werden, dem Körper aber Energie rauben und Stoffwechsel und Blutkreislauf aus der Balance bringen, stehen hier im Focus. Wer lässt schon regelmäßig sein Blut auf Entzündungswerte untersuchen?

In diesem Zusammenhang wird dann von einem Verhältnis von "Omega-6- zu Omega-3-Fettsäuren" gesprochen. Die heutige Ernährung kann mit diesem Verhältnis nicht protzen und Krankheiten sind die Folge. Bei Naturvölkern wird in der Ernährung das

Verhältnis von 1:1 bis 1:2 beobachtet. In der heutigen Zeit und unserer vielgepriesenen westlichen Welt liegen die Werte bei 20:1. Als Fußballergebnis für die eigene Mannschaft, ein super Ergebnis. Für unsere Gesundheit jedoch der Super-Gau. Und natürlich die Erklärung für den schlechten Gesundheitszustand unserer Bevölkerung. So sollte doch das Ziel sein, das "Omega-6- zu Omega-3-Fettsäuren" Verhältnis zu bessern, damit ein Ausgleich entsteht. Das bedeutet, Nahrungsmittel mit vielen Omega-6-Fettsäuren zu reduzieren und mehr Omega-3-Fettsäuren zu verzehren.

Wie bereits erwähnt, sind Produkte von Tieren die beste Quelle. Allerdings gelten Tiere die mit viel Omega-6-Fettsäure in der Nahrung gefüttert werden, ebenfalls als Lieferanten für Fleisch mit viel Omega-6. Irgendwie logisch, oder? Doch wie dieses vermeiden? Indem beim Kauf von tierischen Produkten darauf geachtet wird, wie die Tiere ernährt wurden.

Das Fleisch von Kühen, die Gras fressen, wird mehr Omega-3 Fette und weniger Omega-6 Fettsäuren aufweisen. Das Fleisch von Rindern, die mit Gras gefüttert wurden, enthält mehr Linolsäure. Sehen die Tiere keine Weiden, wird das Fleisch im Einkauf zwar sehr viel preiswerter sein, unserer Gesundheit jedoch unter Umständen teuer zu stehen kommen.

Große Mengen von Omega-6-Fettsäuren sind ebenso

in einigen pflanzlichen Ölen enthalten. Das sind Öle aus Mais, Raps, Distel oder Sonnenblumen. Bei der Herstellung werden diese Öle einer großen Hitze unterzogen und verarbeitet. Bereits das spricht gegen eine übermäßige Verwendung dieser Öle. Von der Industrie werden diese Öle jedoch genutzt und damit verarbeitete Lebensmittel, wie Frittiertes und Backwaren werden damit hergestellt und schon ist sind Omega-6-Fettsäuren an Ort und Stelle. Öle wie Mais-, Raps-, Diestel- oder Sonnenblumenöl in denen sich viele Omega-6-Fettsäuren tummeln, sind daher zu meiden

In Massen verzehrt führen sie zu Gesundheitsschäden und können auf Dauer die schlimmsten Krankheiten auslösen.

Da diese Öle zum Kochen, braten und kochen genutzt werden, sollte die Alternative in Form von Kokosfett oder Kokosöl in Erwägung gezogen werden. Das ist wesentlich gesünder, enthält jedoch keine "mehrfach ungesättigten Fette". Somit wird das Omega-6 zu Omega-3 Verhältnis nicht gestört und hat keinen Einfluss auf unsere Gesundheit.

Zusammengefasst kann gesagt werden, eine ausgewogene Ernährung aus natur- und artgerechten Produkten erhält das Gleichgewicht von Omega-3 zu Omega-6. Sollte es aus beruflichen Gründen nicht möglich sein, auf eine ausgewogene Ernährung zu achten, ist es immer noch vernünftiger Obst und Gemüse zu verzehren und auf Nahrungsergänzungsmittel zurückzugreifen.

Mit Omega 3 gegen Herzerkrankungen

Omega-3-Fettsäuren gehören zu der Gruppe ungesättigter Fettsäuren und sind für Prozesse beim Stoffwechsel verantwortlich. Damit ist Omega 3 ein richtiger Alleskönner. Die tägliche Ernährung enthält reichliche Omega-6-Fettsäuren, dagegen sind Omega-3-Fettsäuren kaum zu finden. Das kann in der Gesundheit zu einigen Risiken führen. Es steigen die Risiken für Herzinfarkt, Herzkreislauf- und Gefäßerkrankungen. Von der Bevölkerung in den Industrieländern nehmen fast nur 20 Prozent genügend an Omega-3-Fettsäuren zu sich. Dabei schützen Omega-3-Fettsäuren in ausreichender Menge vor dem Herzinfarkt.

Bei Frauen ist der Herzinfarkt die häufigste Todesursache. Studien, die durchgeführt wurden, belegten, dass das Risiko zum Herzinfarkt um 30 bis 50 Prozent gesenkt werden kann, wenn ausreichend Omega-3-Fettsäuren mit der Nahrung aufgenommen werden. Ob der Fettverzicht im Zuge von Diät- und Modelfigurwahn im Zusammenhang mit den Zahlen steht, ist nicht belegt, aber durchaus vorstellbar.

Omega-3-Fettsäuren mindern nicht nur das Risiko Herzinfarkt, sondern haben noch andere positive Effekte. Der Blutdruck kann dadurch gesenkt werden.

Das entlastet die Gefäße und das Herz. Auch die Verklumpung der Blutplättchen nimmt ab. Das Blut kann besser fließen und die Gefahr von Schlaganfall, Thrombose und Embolien wird gemindert. Körpereigene Entzündungen verringern sich und das ungesunde LDL-Cholesterin wird ausgetauscht in gesundes HDL-Cholesterin. Damit kann das Risiko Herzinfarkt um einiges sinken.

Mit der Ernährung kann einiges dazu beigetragen werden. Die Alpha-Linolsäure ist von den Omega-3-Fettsäuren die Wichtigste. Sie kommt in einigen Arten von Fisch und bei wenigen Ölen vor, hauptsächlich in Lein- und Hanföl. Mit der Ernährung kann das Risiko für Herzerkrankungen bereits enorm minimiert werden. Allein wenn tierische Fette statt pflanzlicher Öle genommen werden, ist es bereits ein kleiner Schritt. Bei allen Vorteilen von Omega-3-Fettsäuren sollte eine ausgewogene Ernährung nicht vergessen werden. Das bedeutet, der Körper sollte mit gesättigten, ungesättigten und mehrfach ungesättigten Fettsäuren versorgt werden, damit das Gleichgewicht bestehen bleibt und Mangelerscheinungen im Körper keine Chance haben. Lebensrettende Maßnahmen mit Messer und Gabel sozusagen.

Wir müssen unserem Körper die Chance geben, von ungesättigten Fettsäuren zu profitieren, daher sollten bei der Nahrungszubereitung nur Qualitätsöle verwendet werden. Diese Öle sollten biologisch angebaut sein, damit ist gewährleistet, dass keine Pestizide und andere Schadstoffe enthalten sind. Was nutzt uns Omega 3, wenn wir im gleichen Menü Umweltgifte aufnehmen? Bei der Nahrungszubereitung sollten die Öle nie übermäßig erhitzt worden sein. Damit sie nicht ranzig werden, sollten Öle stets kühl gelagert werden. Sicherlich sind diese Öle etwas teurer, doch der Körper wird dankbar sein.

Omega-3-Fettsäuren gegen Arthrose Schmerzen

Was ist eigentlich Arthrose und wie entsteht diese Krankheit? Bei Diagnosen, die auf -ose enden, handelt es sich immer um krankhafte Veränderungen im Körper, wobei die Endung -itis immer auf Entzündungen verweist. Bei Arthrose wurden mit der Zeit die Gelenke angegriffen und durch Abnutzung zerstört. Arthrose, oft auch in Verbindung mit Arthritis - eben den Entzündungen in den Gelenken, die sehr schmerzhaft sein können, führt zu Gelenkbeschwerden und hat außerdem zur Folge, dass Gelenke in den Bewegungen sehr eingeschränkt werden können. Entzündungen beeinflussen das schmieren der Gelenke. Dadurch entsteht ein Schaden am Knorpel, der die chronische krankhafte Veränderung hervorruft, das wiederum führt aufgrund der Reibung im Gelenk zu Entzündungen, damit beginnt der Kreislauf erneut und der Hund jagt seinen Schwanz.

Der Körper steht somit im Ungleichgewicht und der ganze Körper, nicht nur die Gelenke, werden bei einer Therapie für Arthrose zum Mittelpunkt. Arthrose schleicht sich allerdings nicht davon, nur weil ihm etwas Gutes getan wurde, diese Krankheit bleibt. Denn abgenutzter Knorpel wächst nicht einfach nach. Allerdings gibt es Maßnahmen, die eine Entzündung und vor allem die oft unerträglichen Schmerzen verringern können. Medikamente möchten viele Menschen aber nur sehr gering dosiert einnehmen, zumal die Schmerzmittel die bei Arthrose helfen (Voltaren) auch den Magen angreifen. Daher suchen wir nach Alternativen und Therapieergänzungen und gelangen wieder zum Aussichtspunkt auf unsere Fettsäuren und auf somit auf unsere Ernährung.

Das Zauberwort in der Ernährung heißt "Omega-3-Fettsäuren". Bei verschiedenen Problemen in der Gesundheit werden Omega-3-Fettsäuren eingesetzt. Zum Beispiel bei Herzerkrankungen, Depressionen und bei Fruchtbarkeitsproblemen. Omega-3-Fettsäuren zur Anwendung bei chronischer und entzündlicher Erkrankung sind hervorragend geeignet, um Gelenkbeschwerden zu behandeln. Natürlich ergänzend zur herkömmlichen Therapie.

Omega-3-Fettsäuren streiten sich im Körper mit der Arachidonsäure (schädliche Omega-6-Fettsäure) um die gleichen Enzymsysteme. Gewinnt die Omega 3 Fettsäure, wird verhindert, dass sich Stoffe im Körper bilden, die Entzündungen fördern. Eine Ernährung mit wenig Omega-6-Fettsäuren und viel Omega-3-Fettsäuren hilft, den Entzündungsprozess im Körper zu minimieren. Deshalb ist eine Anreicherung der Ernährung mit Omega 3 Fettsäuren sehr sinnvoll. Dies ist leicht mit Kaltwasserfischen und der Nutzung von hochwertigen Pflanzenölen anstelle von billig

Wurst oder Fleisch aus der Mastierhaltung umzusetzen.

Vielen Menschen, die mit Beschwerden in den Gelenken zu kämpfen haben, wird zusätzlich ein Glucosamin Präparat empfohlen. Für den Knorpel, die Innenhaut vom Gelenk und der Gelenkschmiere ist Glucosamin ein wichtiger Baustein. Zusammen mit Omega-3-Fettsäuren steigert sich die Wirkung, um Entzündungen und vor allem den unvorstellbar starken Schmerzen entgegenzuwirken.

Jeder, der mit Arthrose zu kämpfen hat, sollte berücksichtigen, dass ein langfristiger Erfolg nur dann eintritt, wenn dauerhaft auf die Ernährung geachtet wird. Wird dann auch noch die Bewegung gesteigert, werden die Beschwerden dauerhaft gelindert.

Alzheimer und Omega-3-Fette

Alzheimer, eine Krankheit, die stetig fortschreitend und irreversible ist. Den Betroffenen ist es nach einiger Zeit der Erkrankung unmöglich, einfache Aufgaben selbst zu bewerkstelligen. Sogar die Fähigkeit, einen klaren Gedanken zu fassen oder sich an etwas zu erinnern, schwindet mit der Zeit. Diese Krankheit führt ebenfalls dazu, dass Angehörige nicht mehr erkannt werden. Eigene Entscheidungen können kaum noch gefällt werden. Doch wie entsteht die Krankheit Alzheimer eigentlich? Diese kann schon mehrere Jahrzehnte im Gehirn schlummern, bevor erste Symptome sichtbar werden. Im Gehirn lagert sich zu viel Eiweiß ab (Amyloide), das sich verhärtet. Diese Verhärtungen werden auch Plaque genannt. Im Verlauf der schleichenden Krankheit sterben Nervenzellen im Gehirn ab und die Entwicklung nimmt seinen Lauf. Das Gedächtnis, das Denken und das Sprechen werden beeinträchtigt und im schlimmsten Fall schwinden selbst Reflexe, die unser Körper eigentlich von Geburt an mitbringt. Ein Beispiel - der Schluckreflex.

Kann dem vorgebeugt werden? Gibt es einen Weg, um sich vor der Krankheit Alzheimer zu schützen? Grundsätzlich muss gesagt werden, dass die Ursachen noch nicht eindeutig geklärt sind. Sprechen die einen von genetisch bedingten Veranlagungen, lief vor einigen Jahren durch die Presse, dass bestimmte Rohrleitungssysteme fürs Trinkwasser eventuell mit verantwortlich sind für dieses schleichende Grauen. Verschiedene Studien haben festgestellt, dass mit Omega-3-Fettsäuren bereits in jungen Jahren Alzheimer vorgebeugt werden kann.Es hat sich gezeigt, dass das Risiko an Alzheimer zu erkranken durch einige Fette erhöht wird und andere Fette wiederum das Risiko senken können.

Das Molekül "Amyloid Beta 42" und dessen überhöhte Produktion an Eiweiß sollen das Risiko erhöhen. Jedoch kann das Risiko mit der Omega-3-Fettsäure (DHA) wieder verringert werden. Deshalb ist es enorm wichtig sich mit den Bestandteilen des Fettes auseinanderzusetzen. Leider steht auf den Auszeichnungen auf den Produkten meistens nur die Menge an Fett insgesamt und nicht die einzelnen Bestandteile. Es wäre wirklich wünschenswert, wenn sich die Lebensmittelindustrie an der Etikettierung von Mineralwassern ein Beispiel nimmt und einzelne Bestandteile aufzeigt.

Ein Bestandteil unserer Nahrung sind Omega-3-Fettsäuren, die der Körper nicht selbst herstellen kann, diese sind "mehrfach ungesättigte Fettsäuren". In Kaltwasserfische und der Leber vom Tier sind Omega-3-Fettsäuren reichlich zu finden. Durch deren Verzehr gelangen diese in den menschlichen Organismus. Omega-3-Fettsäure DHA wird vom Gehirn dringend benötigt. Das Gehirn des Menschen braucht DHA um die Produktion der "Amyloid Beta 42" zu hemmen und den Körper vor Entzündungen zu schützen. Außerdem stärkt DHA die Leistungsfähigkeit im Gehirn, vor allem im Alter. Die in Fisch, Avocado- und Olivenöl und Nüsse enthaltenen Omega-3-Fettsäuren verringern im Blut das Eiweiß, das Alzheimer auslösen kann. Je mehr Omega-3-Fettsäuren über die Nahrung aufgenommen werden, umso geringer sind die Werte von diesem Eiweißstoff. Und die Risiken, dass sich im Hirn Plaque absetzt werden gesenkt.

In den Mittelmeerländern ist die Krankheit Alzheimer recht selten vorzufinden. Der Grund dafür könnte die häufige Verwendung von Olivenöl sein. Im Olivenöl sind reichlich "einfach ungesättigte Fettsäuren", die eine positive Auswirkung auf das Gehirn besitzen und Alzheimer vorbeugen können. Olivenöl beinhaltet einen Stoff, der Protein-Ablagerungen abbauen kann und im Gehirn schädliche Substanzen auswäscht. Außerdem ist der Speiseplan der Mittelmeerländer reich an Fisch.

Doch auch bei anderen Demenzformen wirken Omega 3 Fettsäuren positiv. Eine israelische Studie hat ergeben, dass demente Personen nach etwa 15 Wochen kontrollierter Anwendung deutlich bessere Gedächtnisleistungen erbrachten, als vor der Omega 3 Fettsäuren - Behandlung.

Depressionen und Omega-3

Spätestens seit der Torwart von Hannover aufgrund seiner Depression den Freitod suchte, ist das Thema gesellschaftsfähig geworden. Bei Millionen von Menschen wird diese Diagnose gestellt und oft können diese Menschen bis ins hohe Alter an Depressionen leiden. Frauen sind von Depressionen mehr betroffen als Männer. Bedrückende Stimmung zieht dies zur Folge und die Aktivität lässt nach.

Das Konzentrieren fällt schwer und Freude empfinden ist kaum mehr möglich. Müdigkeit ist ein ständiger Begleiter, und wird durch jede kleinste Anstrengung hervorgerufen. Depressionen bereiten trotz der Antriebslosigkeit und Müdigkeit schlaflose Nächte und der Appetit will gar nicht mehr aufkommen oder kaum noch. Die Zweifel an sich selbst nehmen zu und das Selbstvertrauen schwindet dahin. Depressionen sind in verschiedenen Stufen ausgeprägt. Je schwerer der Verlauf, desto höher die Gefahr des Suizid.

Es sind viele Faktoren dafür verantwortlich, die Depressionen auslösen können. Das kann bereits eine Krise sein, die am Arbeitsplatz oder im privaten Bereich entstanden ist. Depressionen können eben falls durch genetische Veranlagungen aufkommen. Selbst Krankheiten, die von Schmerzen begleitet werden, können Depressionen auslösen. Depressionen spielen sich außerdem nach der Geburt eines Kindes ab. Das können Wochenbett- und Verhaltens Depressionen sein. Alles, was vor der Geburt in bester Ordnung war, die Freude auf das Kind riesengroß, kann sich nach der Geburt schnell ändern. Dabei wird bereits das Stillen des Kindes als lästig empfunden. Depressionen können auch völlig ohne erkennbaren Grund daherkommen oder sind auf frühkindliche Ereignisse zurückzuführen, an die der Betroffene aktuell gar nicht mehr denkt. Die Winterdepression wird auf Lichtmangel zurückgeführt. So verschieden die Ursache einer Depression sein kann, es wirkt sich immer auf das Gehirn aus. Ganz abgesehen davon, dass Lebensqualität quasi nicht mehr vorhanden ist.

Das Gehirn ist ein Körperteil und deren Zellen erneuern ständig die Bestandteile, damit alles gut funktioniert. Zwei Drittel des Gehirns bestehen aus Nervenzellen, als Grundbaustein für die Nervenzellen gelten Fettsäuren. Depressionen werden immer noch häufig mit Medikamenten behandelt, die oft erst nach mehreren Wochen überhaupt eine erste Wirkung erzielen.

Dabei wurde herausgefunden, dass eine Ernährung mit Omega 3 Fettsäuren eine gesunde und vertragliche Alternative darstellt. Regelmäßige Aufnahme von Omega-3-Fettsäuren kann zu einer Verbesserung führen und dem Risiko einer Depression kann vorgebeugt werden, durch den Verzehr von Obst, Gemüse, Nüsse und Fisch, die Omega-3-Fettsäuren enthalten. Omega-3-Fettsäuren sind wichtig, damit die Zellen im Gehirn keinen Tod erleiden. Veränderungen im Gehirn sind für erste Symptome bis zur vollends ausgeprägten Depression verantwortlich.

Wer depressiv ist, sollte Lebensmittel, die stark verarbeitet wurden, meiden und die Ernährung mit Omega-3-Fettsäuren bereichern. Das beinhaltet ebenso die Verwendung der Alpha-Linolensäure, die in Hanföl, Leinöl und Olivenöl reichlich enthalten sind. Der Körper wandelt die Alpha-Linolensäure in Omega-3-Fettsäuren um und diese rückt dann der Depression auf den Pelz.

Diese Erkenntnisse erklären ein wenig, warum Essstörungen und Depressionen oft einhergehen. Die falsche Ernährung und der Mangel an den wertvollen Fettbestandteilen verstärken die Symptome der Depression. Essen - vor allem von ungesunden und fettigen Lebensmitteln - dient als Ersatzbefriedigung und Versuch, der Depression zu begegnen, verschlimmert aber die Symptome.

An dieser Stelle sei jedoch ausdrücklich davor gewarnt, Omega-3-Fettsäuren als Wundermittel und Ersatz für jegliche Medikation zu verstehen. Ernährung kann Therapie immer nur ergänzen! Depressionen sind keine Kleinigkeit. Wer betroffen ist, sollte sich an einen Arzt seines Vertrauens wenden und wenn dieser Medikamente verordnet, sollten diese auch eingenommen werden.

Omega-3-Fettsäuren gegen Entzündungen

Dass der Körper Fett benötigt, ist jetzt also jedem bewusst - jedoch sollte es der richtige Mix sein. Eine kleine Menge "gesättigte", dafür mehr "ungesättigte" und "mehrfach ungesättigte" Fettsäuren.
Also eine richtige Mischung aus Omega-3- und Omega-6-Fettsäuren. Beide Fettsäuren sind wichtig, um Zellen aufzubauen und das Nervengewebe zu unterstützen.

Omega-6-Fettsäuren sollten nicht in zu großen Mengen aufgenommen werden, da der Körper Omega-6-Fettsäuren selbst herstellen kann. Wenn dann noch über tierische Fette, die Fettsäure zugeführt wird, dann ist es dem Körper einfach zu viel und die Omega-3-Fettsäure geht unter.

Die Folge sind Entzündungen im Körper. Omega-3-Fettsäuren dagegen sind entzündungshemmend. Dieser Schutzeffekt entsteht also in Verbindung mit DHA und EPA. Diese Fettsäuren lassen das Blut besser fließen und das Risiko, das Blutgefäße verstopfen, ist viel geringer.

Etwas verwirrend?

Omega-3-Fettsäuren - ungesättigte Fettsäuren (gesund)

Omega-6-Fettsäuren - mehrfach ungesättigte Fettsäuren (zu viel ist schädlich)

Und 2 mal 3 ist sechs - also sechs ist mehrfach drei.

Ok! Lassen wir das.

Omega-3 befindet sich kaum in der Nahrung und somit nicht auf den Tellern. Wer will schon täglich Knoblauch oder Rosenkohl essen, um die richtige Menge zu erhalten. Selbst Obst und Gemüse müsste für eine ausreichende Menge reichlich verzehrt werden.

Omega-3-Fettsäuren sind die aktivsten, um Entzündungen entgegenzuwirken.

Reichlich enthalten ist diese Fettsäure in:

- Makrele
- Hering
- Thunfisch
- Lachs
- Sardinen

Pflanzliche Öle wie:

- Raps-öl
- Leinöl
- Walnussöl

enthalten ebenfalls gesundes Omega-3.

Auf Raps-, Lein- und Walnussöl sollte man sich als alleinige Quelle nicht verlassen, auch wenn vor allem die Öle wärmstens empfohlen werden. In diesen Lebensmitteln steckt zwar einiges an Alpha-Linolensäure (ALA ist zwar eine Omega-3-Fettsäure, doch sie ist für den menschlichen Körper nicht annähernd so nützlich wie EPA und DHA), die wir im Körper zu Omega-3-Fettsäuren umwandeln. Aber das geschieht nur mit etwa zwei Prozent der zugeführten Menge. Wir müssten also enorme Mengen zu uns nehmen, um davon zu profitieren

Um also einen wirklichen gesundheitlichen Vorteil aus Omega-3-Fettsäuren zu ziehen, sollten Sie zu tierischen Quellen greifen. Allen voran ist Fisch genannt, denn dieser enthält signifikante Mengen EPA und DHA.

Leider befindet sich in den heutigen Lebensmitteln zu wenig Omega-3-Fettsäuren und zu viel Omega-6-Fettsäuren. Damit ein Gleichgewicht im Körper

erhalten bleibt, ist fetter Fisch das beste Nahrungsmittel, um Omega-3-Fettsäuren zu erhalten.

Zur Erinnerung: Omega-3-Fettsäuren reichlich mit
gesunder Nahrung aufnehmen, da dieses Fett
Entzündungen verhindern. Omega-6-Fettsäuren in
der Nahrung reduzieren, dass dieses Fett Entzündungen fördern.

Wenn bedacht wird, dass in früheren Zeiten die Jäger
das Verhältnis von Omega-3 zu Omega-6 noch 1:1
war und der heutige Anteil an Omega-6 um ein viel-
faches gestiegen, ist das recht erschreckend. Mit der
täglichen ungesunden Nahrung werden von den
Menschen Entzündungen selbst gefördert. Das Immunsystem wird durch Entzündungen geschwächt,
nur ein Immunsystem, das intakt ist, kann sich gegen
Entzündungen erwehren.

Der Einsatz von Omega 3 Fettsäuren bei ADHS

ADHS ist die Abkürzung für die Diagnose Aufmerksamkeitsdefizitsyndrom auch (Umgangsprachlich) Hyperaktivitätssyndrom genannt. Diese Diagnose ist in den letzten Jahren sehr in den Fokus der Öffentlichkeit gelangt und wird von intoleranten Zeitgenossen, gern auch mal Kindern angedichtet, die einfach nur quirlig und lebhaft sind. Das ADH-Syndrom jedoch ist eine krankhafte Störung vom Konzentrationsvermögen und geht mit einem Dopamin Mangel einher. Zwischen 3 und 7 % aller Kinder sind betroffen, wobei Jungen häufiger damit belastet sind, als Mädchen.

Die Behandlung erfolgt oft medikamentös und wird durch Therapieangebote unterstützt, die Konzentration fördern oder Entspannungstechniken vermitteln.

Besonders tragisch trifft es Erwachsene, die in ihrer Kindheit als lernbehindert und verhaltensgestört eingestuft wurden, ohne je eine haltbare Diagnose gesichert zu haben und die heute als Erwachsene mit den Konzentrationsstörungen und daraus resultierende psychische Belastungen umgehen lernen müssen.

Der Einsatz von Medikamenten ist immer wieder

Streitpunkt bei Eltern, Betroffenen und Therapeuten, so dass viele Studien nach alternativen Behandlungsmöglichkeiten suchen. Unter anderem wird in diesem Zusammenhang auch die Ernährung immer wieder beleuchtet und ein Zusammenhang von langkettige, mehrfach gesättigten Fettsäuren und deren Auswirkungen auf ADHS untersucht. Glasklare Aussagen gibt es zu diesem Thema noch nicht, jedoch wurde in früheren Studien belegt, dass das Verhältnis von AA zu EPA (Arachisonsäure zu Eicosapentaensäure) zu hoch ist, was zu weiteren Studien motiviert. Unter anderem wurde an einem kleinen Kreis von Betroffenen durch Nahrungsergänzung eine Verbesserung der Symptome erreicht.

Dabei wurden die Gaben der Nahrungsergänzungsmittel auf aktuelle Blutwerte und Körpergewicht angepasst. Die Studie dauerte acht Wochen und lässt hoffen, dass Omega-3-Fettsäuren den Betroffenen helfen könnte, Symptome zu lindern und die Lebensqualität zu verbessern. Natürlich ist diese Studie als Pilotprojekt mit neun Teilnehmern kaum repräsentativ zu nennen. Doch das Interesse ist bei Eltern von betroffenen Kindern, erwachsenen Betroffenen und der Nahrungsergänzungsindustrie hoch und für einige ein Strohhalm, an den man sich gern klammert.

Omega 3 und Fettverbrennung zum Abnehmen

Es kann nicht oft genug betont werden: In der Ernährung sind Omega-3-Fettsäuren enorm wichtig. Diese Fettsäuren helfen, Krankheiten zu heilen oder zu mindern.

Fettverbrennung und Omega-3-Fettsäuren, helfen sie beim Abnehmen? Ja, das funktioniert. Mit der Aufnahme bestimmter Fette geht das Abnehmen wie von allein. Von allein? Das klingt wahrscheinlich etwas merkwürdig, mit Fett abnehmen. Nun, etwas Disziplin und Durchhaltevermögen gehören natürlich auch dazu.

Doch mit der Methode Omega-3-Fettsäuren wird einfach die Leber überlistet. Die Leber wird dazu aufgefordert, Reserven von Fett abzubauen, damit das Gewicht verringert und die allgemeine Gesundheit verbessert werden kann. Mit den Stoffwechselvorgängen in der Leber kann dies ausgezeichnet gelingen. Durch die Einnahme von Omega-3-Fettsäuren und MCT (mittelkettigen Triglyceriden) wird die Leber angeregt, den Stoffwechsel zu erhöhen und Fett abzubauen. Das gelingt, weil die MCT-Fette eine mittlere Kettenlänge besitzen und im Fettdepot des Körpers nicht gespeichert werden. Dazu sei gesagt, dass die Leber mit zwei Fachkräften arbeitet, die

Fett in Energie verbrennen. Diese Arbeitstiere sind Peroxisomen und Mitochondrien. Wenn beide (Peroxisomen und Mitochondrien) zusammenarbeiten, dann verbrennt das Fett aus den eigenen Körperfettdepots. Dies funktioniert allerdings nur auf Dauer, wenn dem Körper Omega-3-Fettsäuren und MTC zugeführt werden.

Leider gibt die Natur MCT kaum her. Kleine Mengen gesättigter Fettsäuren sind in Palmkernöl, Kokosfett und Milchfett vorzufinden Gerechnet auf den Tag, werden nur etwa zwei Gramm über die Nahrung aufgenommen. Produkte, die aus Kokosfett hergestellt werden, sind also gesünder. Bei Diät Programmen sind diese Fette ebenfalls bereits bekannt und werden angewendet. Die MCT-Fette sind im Gegensatz zu anderen Fetten leicht verdaulich. Eine gute Verteilung auf die Mahlzeiten sollte deshalb bevorzugt werden und Lebensmittel, wie fertige Gerichte, Fast-food, billige Wurst, Käse und geliebte Süßigkeiten, die schädlich versteckte LCT-Fette enthalten, müssen reduziert werden.

Der Entschluss, MCT Fette aufzunehmen und zu verarbeiten, muss dem Körper erst langsam beigebracht werden, da diese Fette sich anders verhalten als Fette (unter anderem Omega-6-Fettsäure), die täglich in der normalen Nahrung vorkommen. Der Körper wird nicht spontan reagieren und sich freudig auf die Energiereserven stürzen. Deshalb sollte die Menge von MCT Fetten in kleinen Dosierungen und stetig ansteigend erfolgen.

Natürlich gehört zur einer Gewichtsreduktion auch Bewegung und eine ausgewogene Ernährung hinzu.

Omega-3-Fettsäuren - in welchen Lebensmitteln kommen diese vor?

Seefisch und Omega-3-Fettsäuren werden meistens in Zusammenhang gebracht. Das ist gar nicht so unrichtig. Fisch als natürlicher Lieferant von Omega-3-Fettsäuren steht in der gesunden Liste also ganz oben.

Doch auch bei den einzelnen Fischen und Schalentieren gibt es große Unterschiede, was den Gehalt an Omega 3 Fettsäuren anbelangt. Natürlich ist in sehr fetthaltigen Fischen auch wesentlich mehr Omega-3 enthalten. Der Lachs, geräuchert oder gegart ist voll mit Omega-3-Fettsäuren die ebenfalls in:

- Hering
- Sardinen
- Sardellen
- Makrele
- Regenbogen-Forelle
- Schwertfisch

enthalten sind.

Sogar Fisch, der in Konserven eingelegt ist, enthält viel Omega-3-Fettsäuren. Zum Beispiel Makrelen in Konserven, diese enthalten die doppelte Menge an Omega-3-Fettsäuren als Heringe in Konserven.

Dennoch gibt es einige Unterschiede bei Fisch. Weniger Omega-3-Fettsäuren sind zu finden in:

- Seezunge
- Thunfisch
- Schellfisch
- Kabeljau
- Muscheln
- Shrimps

Auch sei an dieser Stelle erwähnt, dass den Fischstäbchen durch Panade und Bratfett der Wert, den die guten Fettbestandteile hätten, wieder kaputt gemacht wird. Fisch ist also eher pur gekocht, gegrillt oder in geeignetem Fett gebraten zu sich genommen werden. Allerdings ist Fisch nicht jedermanns Geschmack. Daher gibt es Alternativen, um dennoch Omega-3-Fettsäuren zu sich zu nehmen und den Bedarf zu decken. Hierzu später mehr.

Sogar Gemüse wie:

- Löwenzahn (hat den höchsten Anteil)
- Lauch
- Paprika
- Spinat
- Mangold
- Brokkoli...

...sind vollgepackt mit Omega-3-Fettsäuren. Produkte aus (Bio) Rohmilch, Fleisch und Käse von Tieren, die mit Gras gefüttert wurden, enthalten reichlich Omega-3-Fettsäuren. Sogar Eier von Hühnern, die Würmer fangen dürfen und Bio Körner erhalten, enthalten Omega-3-Fettsäuren.

Das Knabbern am Abend muss deswegen nicht aufgegeben werden. Nüsse wie:

- Walnüsse
- Pinienkerne
- Pecannüsse

können gesunden Knabberspaß bereiten. Jedoch sollte man die Menge nicht übertreiben.

Omega-3-Fettsäuren als Nahrungsergänzung

Pillen oder Fisch, das ist hier die Frage. Das muss nicht sein. Nahrungsergänzung wäre überflüssig mit perfekter Nahrung. Doch Essen ist ja mehr als Nährstoffzufuhr. Es soll schmecken und gut aussehen und am liebsten auch noch schnell zubereitet sein. Frischer Fisch steht daher nicht so oft auf dem Speiseplan und ist ja wie gesagt auch nicht jedermanns Geschmack. Daher ist eine Nahrungsergänzung zur täglichen Nahrung ein guter Zusatz, um mehr Omega-3-Fettsäuren aufzunehmen.

Fette Meeresfische, (richtig gelesen, fette Fische) liefern reichlich Omega-3-Fettsäuren, die so nebenbei Herz und Kreislauf schützen. Ein gutes Beispiel ist Grönland. Die Eskimos ernähren sich hauptsächlich mit Fisch. Abwechslung auf dem Speiseplan gibt es kaum. Dafür sind allerdings Herz-Kreislauf-Leiden nahezu unbekannt. Das Geheimnis ist gelüftet. Das Fett der Robbe und vom Wal enthalten zwei gesunde Fettsäuren. Die bereits genannte Eicosapentaensäure (EPA) und Docosahexaensäure (DHA). Diese beiden Fettsäuren sind Omega-3-Fettsäuren. Die Tiere aus dem Meer verschlingen Plankton, das in den Zellmembranen gespeichert wird, diese Fette nehmen wiederum die Eskimos beim Verzehr der Tiere auf. All das ist ebenfalls in der Nahrungsergänzung in

Form von Kapseln enthalten. Daher muss niemand extra nach Grönland reisen und Wale jagen. Durch die Zufuhr von Omega-3-Fettsäuren bleibt das Blut dünnflüssig und Arterien haben kaum die Möglichkeit, zu verkalken. Herz und Kreislauf bleiben besser in Form und das Risiko zum Herzinfarkt ist deutlich geringer.

Das so begehrte Fischöl wird hauptsächlich aus Lachsöl gewonnen, ist gut in Gelatine Kapseln verpackt und diese enthalten unterschiedliche Mengen an Fischöl. Die übliche Menge sind 500 Milligramm. Jedoch enthalten einige Kapseln zur Nahrungsergänzung zwischen 650 bis 1000 Milligramm. Öle von Makrele, Thunfisch und Hering als Nahrungsergänzung sind genauso gut. Grundsätzlich muss gesagt werden, dass Nahrungsergänzungsmittel aus Super- und Drogeriemärkten eine geringere Dosierung aufweisen als die aus der Apotheke. Das gilt für Fischölpräparate genauso wie für freiverkäufliche Medikamente oder Vitaminpillen.

Dosierung von Omega-3-Fettsäuren

Um die richtige Menge an Omega-3-Fettsäuren zu erhalten, ist die Dosierung natürlich wichtig. Die deutsche Gesellschaft für Ernährung hat sich darüber Gedanken gemacht und empfiehlt gesunden Menschen täglich 1 bis 1,5 Gramm Omega-3-Fettsäuren.

Bei einem bestehenden Herz-Kreislauf-Leiden oder das Risiko eines Herzleidens sollte darauf geachtet werden, das Omega-3-Fettsäuren aus tierischen Fetten bezogen wird. Eben aus Meeresfisch, da diese Fette wirksamer sind. Empfehlenswert sind daher täglich 0,5 % der Gesamtenergie aus EPA und DHA bezogen werden. Ein junger Mann mit etwa 2800 Kcal Energiebedarf sollte also etwa 14 kcal aus Omega 3 Fettsäuren beziehen. Das entspricht etwa 1 bis 2 Gramm pro Tag.

Ungesättigte Omega-3-Fettsäuren sind sehr gut in der Schwangerschaft, da diese Fette Frühgeburten verhindern können und für die kindliche Entwicklung im Mutterleib wichtig sind.

Selbst gesunde Menschen können von der Zufuhr von EPA und DHA profitieren. Mit der täglichen Nahrung ist es nicht immer leicht, die richtige Menge zu erhalten. Das kann nur mit viel Fisch in der Woche erreicht werden. Der Körper nimmt mit normaler

Nahrung jeden Tag gerade mal 0,1 Gramm EPA und DHA auf. Das ist nur ein Zehntel der eigentlichen Menge, die wichtig ist und wird Milligrammkleckerweise über den Tag verteilt aufgenommen. Nahrungsergänzung macht also durchaus Sinn und das Schöne an der Nahrungsergänzung ist, alle Kapseln können auf einmal genommen werden. Alle auf einmal? Wie viel müssen denn genommen werden? Je nach Hersteller kann die einzunehmende Kapsel variieren.

Auch kann der Tagesbedarf je nach Gewicht und Aktivität am Tag 6 bis 7 Kapseln ausmachen. Niemand muss daran denken, über den Tag verteilt diese Kapseln zu nehmen. Einmal mit der täglichen Nahrung, zum Beispiel beim Mittagessen und die Dosierung ist geschafft. Der Körper ist in der Lage, die Omega-3-Fettsäuren zu speichern und sie werden vom Körper nicht wieder ausgewaschen und liefern den ganzen Tag die wichtigen Omega-3-Fettsäuren. Um den Körper wirklich zu unterstützen, ist eine richtige Dosierung notwendig und das über eine gewisse Zeit.

Natürlich sind empfohlene Mengenangaben immer als grobe Richtlinie zu sehen und nicht als Maß aller Dinge. Dr. Strunz empfiehlt auf seine Webseite sogar eine Dosierung von 3 bis 6 Gramm.

Aber auch beim so harmlosen Fischölkapseln sind

diverse Nebenwirkungen nicht komplett ausgeschlossen. Die hoch ungesättigten Omega-3-Fettsäuren EPA und DHA haben beispielsweise einen Einfluss auf die Blutgerinnung. Wenn Fischölkapseln in hoher Dosierung zusammen mit gerinnungshemmenden Medikamenten wie zum Beispiel Aspirin eingenommen werden, kann sich diese Wirkung verstärken. Es kann dann zu vermehrter Blutungsneigung kommen.

Daher nehmen Sie Fischölkapseln in höherer Dosierung nur in Absprache mit Ihrem Arzt oder Apotheker ein.

Ein kleiner Tipp: Fischöl besitzt die Eigenschaft beim Aufstoßen unangenehm zu riechen, um das zu verhindern, sollten die Kapseln vor dem Essen genommen werden oder einfach mitten beim Essen. Das verhindert das Aufstoßen.

Omega-3-Fettsäuren - Allrounder mit Verantwortung

Jede Krankheit hat eigene Gesetze und der Körper ist vielen Krankheiten schnell ausgesetzt. Den Körper stiefmütterlich zu behandeln, wird auf Dauer seine Wirkung zeigen. Natürlich muss jede Krankheit ernst genommen werden und bedarf einer ärztlichen Behandlung. Doch jeder kann sein Schicksal, Krankheiten und deren Folgen selbst in die Hand nehmen und natürlich hat jeder selbst auch die Verantwortung für Prophylaxe zu sorgen. Viele denken in diesem Zusammenhang an körperliche Aktivitäten wie Marathon und sind schon demotiviert, bevor Sie überhaupt anfangen. Doch hier findet Veränderung vorerst nur auf dem Speiseplan statt. Und da muss ich nicht schwitzen und es muss auch nicht schlecht schmecken.

Omega-3-Fettsäuren in die Nahrung oder als Nahrungsergänzung aufzunehmen, ist schon ein wichtiger und großer Schritt. Diese gesundheitlichen Bemühungen sollten dem Körper zuliebe unternommen werden. Denken Sie allein an die vielen positiven Wirkungen von Omega 3. Und es ist nicht körperlich anstrengend beim Bundesligaspiel des Lieblingsvereins Walnüsse statt Chips zu knabbern.

Natürlich ist es einfach, in den alten Trott

zurückzufallen. Das geht schnell und es ist bequem. Niemand ist ein Heiliger, der jeder Versuchung widerstehen kann. Es ist jedoch entscheidend, zu wissen, dass jeder kleine Fehltritt die Richtung zur Gesundheit zwar einschränkt, aber niemanden umbringt, wenn er ansonsten auf seine Ernährung achtet. Die Ehrlichkeit, vor allem zu sich selbst, bringt zumindest bei der Umstellung der Ernährung jeden weiter.

Und es ist schließlich erwiesen, dass gesunde Ernährung mit den wichtigen Omega-3-Fettsäuren dem Körper hilft, gut zu funktionieren. Es muss jetzt auch niemand zum Jäger werden, um gesunde Fette aufzunehmen, ein Sammler zu sein, reicht völlig. Ein Sammeln an Wissen, was dem Körper mit falscher Ernährung angetan wird. Sammeln an gesunden Fetten und der Körper wird dankbar sein.

Der Weg zur richtigen und gesunden Ernährung (Motivation)

Wie kann die Motivation, die eigene vielleicht allzu ungesunde Ernährung umzustellen, gesteigert werden? Zum einen gilt es, die innere Einstellung zu programmieren. Denken Sie nicht: Ich muss! - sondern: Ich will! Es macht viel mehr Spaß, Dinge zu erreichen oder zu bekommen, die man will. Auch die Ausstrahlung ist eine andere. Willen erzeugt eine positive und zielstrebige Ausstrahlung, die Energie und Tatendrang verkörpert. Müssen hingegen drückt auf die Stimmung und entsprechend wird die Ausstrahlung eher Qual und Druck widerspiegeln.

Verbieten Sie sich nicht alles. Wenn Sie merken, dass Sie in einer Woche doch nicht so gesund gelebt haben, führen Sie sich die Omega 3 Fettsäuren über ein Nahrungsergänzungsprodukt zu, statt sich zu schelten, dass es doch zwei Mal Steak, statt drei Mal Fisch gegeben hat.

Belohnen Sie sich, wenn Sie durchgehalten haben oder wenn Sie sich zu einem Omega 3 Fettsäure reichem Produkt überwinden mussten und es geschafft haben.

Missionieren Sie Ihre Familie und Freunde. Es macht einfach mehr Spaß, sich gemeinsam gesünder zu ernähren. Und eine Runde, die sich reihum gegenseitig bekocht bringt gute Laune, schafft freie Zeit und fördert das soziale Umfeld.

Waren Sie gesundheitlich schon vorbelastet? Lassen Sie regelmäßig Ihr Blut untersuchen. Wenn die Befunde sich stetig verbessern, motiviert das ebenfalls.

Entsorgen Sie Ihr Altöl kreativ! Wer seine Ernährung umstellen möchte, aber noch Öle vorrätig hat, die keine nennenswerten Omega 3 Fettsäuren Gehalte haben, kann diese beispielsweise zu Seife verarbeiten und verschenken. Ein duftes Mitbringsel und das Öl musste nicht weggeworfen werden, denn selbst weniger gesunde Öle sind immer noch Lebensmittel. Auch Badeöle wären eine Alternative.

Angeln Sie sich Ihren Fisch selbst! Zum einen gilt Angeln als Sport, es entspannt und mal ehrlich: Wer ist nicht stolz, abends sein Anglerlatein zum Besten geben zu können und den selbstgeangelten Fisch am besten noch Gästen präsentieren zu dürfen. Dafür ist in uns doch immer noch genug Sammler, Jäger und Angler.

Am wichtigsten für die Motivation ist jedoch, dass Sie sich den für Sie am angenehmsten Weg aussuchen, Ihre Ernährung umzustellen. Wenn Fisch nun mal absolut nicht Ihr Ding ist, essen Sie Nüsse. Und wenn Sie gar nicht wissen, ob Ihre Wohnung überhaupt eine Küche hat, greifen sie zu Nahrungsergänzungsmitteln. Das ist völlig legitim. Der Zweck heiligt die Mittel.

Arbeitsgeräte und Küchenutensilien

Der Weg zur richtigen und gesunden Ernährung mit einem hohen Anteil an Omega-3-Fettsäuren ist mit vielen guten Vorsätzen gepflastert und mit meist wenig Kreativität und Fantasie, wenn es um das Thema kochen geht. Täglich Fisch wollen auch Hardcorefischliebhaber nicht essen. Und das muss auch gar nicht sein, wenn wir uns die Inhaltsstoffe anderer Lebensmittel anschauen und eine Auswahl an Lebensmitteln zusammentragen, die uns die Nahrungsumstellung erleichtern.

Am besten erfolgt eine schleichende Umstellung. Es sollte dabei auf alle Familienmitglieder Rücksicht genommen werden. Auch für den größten Mäkler wird es Lebensmittel geben, die ihm die Umstellung der Ernährung nicht zum Horrortrip werden lassen.

Ölwechsel in der Küche steht auf dem Programm. So kann das Öl, welches im Haushalt bisher verwendet wurde, beim nächsten Einkauf ausgetauscht werden. Statt das übliche Öl zu kaufen, greift man jetzt zum gesunden Kokosfett oder zu Olivenöl. Das sind die Öle / Fette, die zum Kochen und Braten gut verwendet werden können. Allerdings ist ohnehin ein

Zuviel an Fett nicht gut für den Körper, daher sollte man auch bei der Wahl der Kochgeräte zu Pfannen greifen die beschichtet sind, da hier fast gar kein Fett zum Braten benötigt wird. Hier muss man bei der Reinigung zwar vorsichtig sein, damit man die Beschichtung nicht beschädigt, doch für die Gesundheit nimmt man das ja auch gern in Kauf - oder? Und so aufwendig ist das auch gar nicht. In der Regel reicht es aber völlig aus, die Pfanne zur mit einem Schwamm, Wasser und etwas Spülmittel auszuwaschen und dann kopfüber trocknen zu lassen. Beschichtete Pfannen und Töpfe sollten, auch wenn es anders beschrieben ist, nicht den Weg in die Spülmaschine finden.

Mit einem Dampfgarer lässt sich ebenfalls gesund kochen, Vitamine und Mineralstoffe bleiben erhalten und nebenbei spart man auch noch einiges an Zeit. Heute bieten die Haushaltsabteilugen der Kaufhäuser und natürlich auch das Internet ein riesiges Angebot an Geräten die sich zum gesunden Kochen hervorragend eignen an.

Auf die Zutaten kommt es an

Zeit ist heute ein wichtiger Faktor, alles soll möglichst schnell gehen und so hat die Zubereitung von Mahlzeiten in unserer Gesellschaft auch an Bedeutung verloren. Stattdessen greifen viele Hausfrauen und Hausmänner zu schnell und zu oft auf fertige und vorgefertigte Produkte zurück, statt wirklich frische Waren zu kaufen und zu verwenden.

Dabei ist es eigentlich weniger sinnvoll beim Kauf von frischem Gemüse und frischem Fisch oder Fleisch zum Discounter vor Ort zu gehen, denn hier mag die Ware zwar preislich attraktiv sein, die Qualität vielleicht auch akzeptabel, jedoch ist die Herkunft der Ware nicht immer ausgezeichnet. Und woher wollen Sie dann wissen, ob das Rind mit Gras gefüttert wurde? Außerdem wollen wir doch auch die Hersteller aus der Region fördern und Arbeitsplatze sichern. Selbst Starköche wie Schuhbeck und Lafer schwören auf regionale Produkte und saisonal verfügbare Zutaten. Es tut nicht not, dass mitten im Winter Erdbeeren angeboten werden, die zwar hervorragend aussehen, aber relativ teuer sind und ökologischen Standpunkten nicht standhalten können, da sie eine weite Reise hinter sich haben und manchmal aus Südafrika, Südamerika oder sonst wo herstammen.

Wenn es also nicht unbedingt sein muss, dann wäre es besser auf die Erdbeeren im Winter zu verzichten und sie dann erst zu kaufen, wenn sie bei uns als Saisonware verkauft werden.

Es ist ökologisch sinnvoller und dabei auch gesund, den Bedarf an frischem Obst und frischem Gemüse durch regionale Angebote der jeweiligen Saison zu decken. Auch sollte man in Erwägung ziehen statt zum Discounter, mal zum Wochenmarkt zu gehen. Nirgends kann man sich so auf Frische verlassen, wie auf dem Wochenmarkt. Auf jedem größeren oder auch sogar auf kleineren Wochenmärkten findet man dann neben Obst- und Gemüseständen auch die Stände von hiesigen Metzgern und von Fischereibetrieben. Hofläden sind eine gute Alternative und in einigen Gegenden Deutschlands sind sogar noch Stände zu finden, wo die Kasse des Vertrauens darauf baut, dass jeder, der sich Produkte nimmt, diese auch bezahlt.

Selbstpflücker sind auf Erdbeerfeldern und Obstplantagen auch willkommen. Und Streuobstwiesen setzen sich auch immer häufiger durch. Es muss auch nicht immer eine Frage des Geldes sein. In Südbaden gibt es in der kleinen Gemeinde Sexau (die heißt wirklich so!) einen sogenannten Tafelgarten. Hier können Arbeitslosengeld II - Empfänger selbst anbauen und ernten. Sie bezahlen mit Unkraut jäten, pflanzen und gießen. Ein tolles Projekt, welches gut angenommen wird. Andere Orte haben ähnliche Projekte.

Angeln ist ein Hobby, bei dem es sich herrlich entspannen lässt. Jeder Aufenthalt in der Natur tut dem Körper und der Seele gut und mit Gartenarbeit oder Angeln wird das Essen gesichert und bildlich gesehen, macht der eigene Schweiß das Essen noch schmackhafter. Nun ist nicht jeder der geborene Angler und Ausrüstung und Lizenzen kosten auch Geld. Daher ist der Gang zur Fischtheke immerhin auch Bewegung, mit der sich der Großteil der Omega-3-Fettsäure-Angler auch zufrieden gibt. Wobei wir auch schon beim Stichwort wären, F I S C H.

Genau um den geht es ja letztendlich, da kein anderes Lebensmittel so ein guter Omega-3-Fett Lieferant ist, wie Fisch. Trotzdem sei hier der Hinweis gestattet, dass Fangquoten und Bestände nicht aus den Augen verloren werden dürfen. Schwertfisch beispielsweise kann heutzutage kaum noch ökologisch vertretbar gefangen werden.

Omega-3 auch wichtig für Kinder

Bisher ging es nur um die Ernährung von Erwachsenen und um die Versorgung des ausgewachsenen Körpers mit den wichtigen Omega-3-Fettsäuren. Aber man sollte in diesem Zusammenhang nicht vergessen, dass auch der kindliche Körper und Organismus diese Bestandteile für eine gesunde Entwicklung braucht.

Vor allem das Gehirn braucht Omega-3 um Leistung zu bringen und in der heutigen Zeit müssen Kinder viel mehr Denkaufgaben lösen als vor 20 oder mehr Jahren. Was früher Hobby hieß, wird heute leicht zum Freizeitstress und die Kinder werden Opfer des Ehrgeizes der Eltern. Umso wichtiger, dass auf die Ernährung der Kinder geachtet wird, am besten ohne erhobenen Zeigefinger und Verbote, sondern durch eine Vorbildwirkung. Um eine Versorgung des kindlichen Körpers mit wertvollen Bestandteilen zu sichern, sollte eher auf eine ausgewogene und gesunde Ernährung geachtet werden, statt die Kinder mit Nahrungsergänzungsmitteln zu füttern.

Stillen ist schon einmal ein wichtiger Schritt in die richtige Richtung und danach geht es in die Gemüseabteilung, allerdings sollte auch darauf geachtet werden, dass die Kinder dann sowohl (Bio)Fleisch wie auch Fisch bekommen. Zum einen, weil gerade

Fisch ein gesundes Nahrungsmittel ist und weil Kinder, wenn sie das von klein her an kennen, sich an den Geschmack von Fisch gewöhnen und später dann nicht beim Essen mäkeln.

Sollte das Kind aber dennoch keinen Fisch mögen, muss auch jetzt noch nicht zu Nahrungsergänzungsmitteln gegriffen werden, sofern keine Allergie gegen Nüsse vorliegt, können täglich ein paar Walnüsse den Bedarf an Omega-3 decken, aber auch die Verwendung der „guten" Öle wie Avocado- und Olivenöl leisten hier einen wertvollen Beitrag.

Natürlich liefert Lebertran Omega-3-Fette in purer Form, aber so manch ein Erwachsener wird sich wohl noch mit Schaudern daran erinnern, wenn er von seinen Eltern zur Einnahme von Lebertran genötigt wurde. Als Eltern muss man seine Kinder nicht damit strafen, denn für die meisten schmeckt dies nur ölig und schauderhaft fischig. Da ist es kein Wunder, dass so viele Menschen keinen Fisch essen, weil sie gleich an die Geschmackskomponente von Lebertran denken.

Kleinkinder können Nüsse, Fisch und Obst in pürierter Form bekommen. Überhaupt geht der Trend bei vielen Eltern weg von Gläschennahrung und an den heimischen Herd. Wer selbst kocht, weiß genau, was er seinem Kind gibt und muss weder Rückrufaktionen noch Verfallsdaten beachten. Viele

Eltern schrecken vor Fisch auch wegen der Gräten zurück. Auch hier ist pürieren eine Maßnahme. Da wird keine Gräte mehr zur versteckten Gefahr.

Zu Fisch passen Gemüsesorten wie Zucchini oder Karotten sehr gut und sie mildern auch den fischigen Geschmack etwas, den Kinder oft nicht so gern mögen. Auch der Lebergeschmack macht vielen Kindern zu schaffen. Hier neutralisieren Möhren ebenfalls sehr gut. Und trotzdem bleiben die wichtigen Omega-3-Fettsäuren erhalten.

Der Geschmack von Fischen

Schon mal generell kann gesagt werden, dass Fisch zwar etwas nach Fisch schmecken darf, allerdings nicht penetrant schmecken soll. Auch darf frischer Fisch nicht fischig riechen! Frischer Fisch riecht nach Seewasser, sofern es sich um einen Salzwasserfisch handelt, ansonsten riecht er recht neutral. Beim Kauf sollte man darauf achten, wenn man einen ganzen Fisch kauft, dass die Augen klar sind und die Kiemen leicht rosig.

Auf keinen Fall darf Fisch schleimig sein oder Verfärbungen aufweisen und stark nach Fisch riechender Fisch ist bereits verdorben und sollte umgehend entsorgt werden. Auch bereits zubereiteter Fisch darf auf keinen Fall intensiv nach Fisch riechen oder gar eine schleimige Oberfläche aufweisen. Denn in diesem Fall kann eine Fischvergiftung die Folge sein, diese kann unter Umständen sogar tödlich enden.

Lachs mit seinem dezenten Geschmack ist auf jeden Fall wesentlich besser geeignet, als beispielsweise Seelachs, der auch gar nicht so viele gute Bestandteile hat wie Lachs. Zusätzlich kann man mit Kräutern und Gewürzen die Geschmacksnote beeinflussen. Warum nicht auch ein Lachschili oder Lachs süß sauer? Der Erfolg von Kochshows ist garantiert auch auf die Experimentierfreude der Köche zurück zu führen und so manch Zuschauer erfährt den Aha-Effekt vor der Mattscheibe, wenn Hobby- oder Profiköche Menüs zusammenstellen, von denen wir vielleicht denken, das ist wie geblümt und kariert bei der Garderobe.

Gaumenfreuden statt bitterer Medizin

Medikamente schmecken selten gut und kaum ein Nahrungsergänzungsmittel schafft es, zumindest angenehm in der Einnahme zu sein. Selbst Vitaminpillen in Wasser aufgelöst, schmecken nun einmal nicht wie der Saft von der Frucht der versprochenen Geschmacksrichtung.

Trotzdem greifen sehr viele Menschen lieber in die Pillendose statt in den Obstkorb. Gerade bei den Omega 3 Fettsäuren lässt sich aber sehr viel genussvoller mit der direkten Aufnahme leben, als mit den Fischölkapseln.

Wahre Gaumenfreuden lassen sich mit den Produkten zaubern und Fett ist ein Geschmacksverstärker - daher wirkt so ein Tröpfchen Leinöl auf dem Salat oder im Kräuterquark doppelt gut. Zum einen verbessert es den Geschmack und zum anderen liefert es die Omega 3 Fettsäure.

Rezeptvorschläge für Fisch:

Gegarter Lachs mit frittiertem Ei und Salatbeilage

Zutaten für zwei Personen:

- 200 g frischer Lachs (Filets ohne Haut)
- 300 g Blattsalat
- 100 g Cherrytomaten
- 3 mittelgroße Eier
- 100 ml Öl zum Frittieren (Kokosfett /Palmfett eignet sich dafür)
- ca. 100 g Mandelmehl
- 1 Esslöffel Olivenöl
- Pfeffer und Salz
- 1 Esslöffel frisch gepressten Zitronensaft
- 1 Teelöffel Honig
- 3 Blätter frischer Basilikum

Für das Salatdressing:

- 2 Esslöffel Olivenöl
- dunkler Balsamico nach Geschmack
- ebenso Pfeffer, Salz und frische Kräuter, etwas Senf

Zubereitung:

Den Lachs kurz unter fließendes kaltes Wasser halten und anschließend mit Küchenkrepp trocken tupfen. Jetzt das Backblech mit gutem Öl einpinseln und die Lachsfilets darauf legen, mit Pfeffer und Salz bestreuen und mit den gehackten Basilikumblättern belegen.

Nun den Lachs mit Alufolie abdecken, und bei ca. 60 Grad Ober- und Unterhitze etwa 50 Minuten gar ziehen lassen. In der Zwischenzeit den Salat waschen, in mundgerechte Stücke zupfen (Blattsalate immer zupfen, nicht schneiden, da sonst die Schnittkanten braun werden. Salat nach dem Waschen in einer Salatschleuder trocken schleudern oder in einem Küchentuch trocken schleudern.

Der Salat kann jetzt schon auf einem Teller angerichtet werden. Dazu auch die Cherrytomaten, je nach Größe halbieren oder vierteln und vorsichtig das Grüne herausschneiden, da es zum einen unappetitlich aussieht und zum anderen krebsfördernd sein soll. Aus den Dressingzutaten ein Dressing zubereiten und in eine kleine Karaffe oder Schale geben und kaltstellen. Zwei der drei Eier werden gekocht, 4 bis 5 Minuten. Anschließend gleich gepellt, das Pellen geht leichter unter einem dünnen Strahl kaltem Wasser. Das dritte Ei wird aufgeschlagen und die gekochten Eier werden darin gewendet und anschließend im Mandelmehl paniert. Das Frittieröl sollte jetzt schon heiß sein, damit die Eier darin ausgebacken werden können. Hier auf die Zeit achten, da sonst das Ei hart wird. Ca. 1 – 2 Minuten dürfen völlig ausreichen. Aus dem restlichen Olivenöl, dem Honig, Zitronensaft, Salz und Pfeffer eine Glasur herstellen und den fertigen Lachs damit bestreichen. Alles zusammen auf einem Teller anrichten und gleich servieren.

Lachs mit Avocado überbacken mit Gurkensalat

Dieses Rezept ist auch gut geeignet für eine Diät, da es sehr Kohlehydratarm ist.

Zutaten für eine Person:

- 100 g Lachsfilet ohne Haut
- 1 Teelöffel Zitronensaft
- 50 g Avocado
- 10 g geriebener Käse z.B. Gouda
- 100 g Salatgurke
- 1 Esslöffel weißer Balsamico
- 1 Esslöffel Olivenöl
- Pfeffer und Salz nach Geschmack

Zubereitung:

Der Lachs wird mit Zitronensaft beträufelt und mit

Salz und Pfeffer gewürzt, auf ein mit Backpapier ausgelegtes Backblech gesetzt und nun mit der in dünne Streifen geschnittenen Avocado belegt, den Käse darüber streuen und bei ca. 200 Grad etwa 18 bis 20 Minuten backen lassen (Umluft), dabei bitte die Heizleistung des Backofens berücksichtigen,

In der Zwischenzeit die Salatgurke in sehr dünne Scheiben schneiden oder auf der Reibe raspeln.

Für das Dressing den Balsamico, Öl, Pfeffer und Salz mischen und unter die Gurken heben. Ziehen lassen, es empfiehlt sich den Gurkensalat eventuell vorher zuzubereiten. Das Gericht hat etwa 370 Kalorien.

Gedünstete Pangasiusrolle mit Lauch, Schinken und Lachsfüllung

Zutaten für vier Personen:

- 4 Pangasiusfilet
- 1 bis 2 Lachsfilets – je nach Größe
- 2 Stangen Lauch
- 4 Scheiben roher Schinken – die Scheiben sollten ziemlich lang sein
- Sternanis
- Koriander
- Pfeffer und Salz

- etwas Kardamom
- etwas Curry
- 4 Schaschlikspieße aus Holz
- etwas Brühe
- ca. 150 ml Weißwein
- Saft von 2 Orangen
- 3 – 4 Esslöffel Orangenmarmelade oder -gelee

Zubereitung:

Pangasiusfilets mit Pfeffer und Salz würzen, da der Schinken bereits salzig ist nicht zu viel Salz verwenden. Nun mit dem Schinken belegen. Den Lachs in vier gleich große Stücke schneiden und jeweils ein Stück in die Pangasiusscheiben einrollen.

Den Lauch der Länge nach aufschneiden und die Fischroulade damit einrollen. Einen Schaschlikspieß durchschieben, damit es hält.

Die Rouladen in eine Pfanne setzen und auf mittlerer Hitze andünsten lassen, (2 Minuten etwa) mit Brühe aufgießen und einen Deckel auf die Pfanne geben. Weitere 10 Minuten dünsten lassen, Hitze eventuell reduzieren.

Die Rouladen mit den Gewürzen bestreuen und Soße mit Orangensaft und der Marmelade verfeinern. Vorsicht, nicht zu viel Kardamom verwenden, da dieser scharf ist.

Dazu duftiger Basmatireis.

Lachs auf Orange gegart

Zutaten für eine Person

- 1 Stück Lachsfilet
- 1 Orange
- ¼ Liter Rotwein
- 1 Zitrone
- Olivenöl
- Salz, Pfeffer, Dill

Zubereitung:

Die Orange in dicke Scheiben schneiden und in eine Auflaufform legen.

Das Lachsfilet mit Olivenöl bestreichen, Salzen und Pfeffern, mit Zitronensaft bestreichen und auf die Orangenscheiben legen. Rotwein aufgießen, aber die Orangenscheiben müssen noch rausgucken.

Im Backofen wird bei mittlerer Hitze der Fisch gegart, bis der Rotwein ziemlich verdampft ist. Das Lachsfilet anschließend mit Dill bestreuen (am besten frischen oder gefrorenen, im Notfall mit gefriergetrockneten Dillspitzen).

Dazu einen frischen Gartensalat und ein kleines Gläschen Rotwein ;-)

Fisch ist auch für Grillfeste gut geeignet. Auf Zedernholzbrettern gegrillt bekommt Lachs einen rauchigen Geschmack und das herumexperimentieren beim Grillen macht auch großen Spaß. Natürlich gibt es noch viel mehr Rezepte, die reich an Omega-3-Fettsäuren sind.

Auch kann der Lachs in den Rezepten durch andere Fischsorten ersetzt werden. Es darf ausprobiert werden, ganz nach dem Motto: Erlaubt ist, was gefällt.

Wichtig ist ebenfalls, dass auch immer darauf geachtet wird, dem Korper bei der Zugabe von Omega-3 ausreichend Vitamin E zuzuführen, denn dieser Bedarf steigert sich dann.

Wer es exotisch mag, kann sich auch Leinöl und/oder Hanföl besorgen, denn auch diese Öle verfügen über einen sehr hohen Omega-3 Anteil, Wobei das Hanföl auch noch über einen überaus hohen Wert an y-Linolsäure verfügt, der sich vorteilhaft auf die Haut auswirkt und einen positiven Effckt auf Erkrankungen wie Neurodermitis oder Schuppenflechte hat.

Rezepte für einen leckeren Salat

Gemischter Salat mit Walnüssen und Avocado-öl Dressing

Zutaten für eine (zwei) Person:

- 1 Romana
- 1 Bund Radieschen
- Gurke
- Tomaten
- Salatkräuter
- Avocado-öl
- Senf
- Salz/ Pfeffer
- Saft einer Zitrone
- 1 Handvoll Walnüssen

Zubereitung:

Salat waschen und mundgerecht stückeln. Fürs Dressing einen Löffel Senf mit 1 Esslöffel Avocado-Öl und dem Saft der Zitrone und den Kräutern mischen, mit Salz und Pfeffer würzen und über den Salat geben. Eine Handvoll Walnüsse dazugeben.

Natürlich können die Salatzutaten dem eigenen Geschmack angepasst werden. Noch reicher an gesunden

Omega 3 Fettsäuren wird der Salat, wenn er mit Thunfisch angereichert wird.

Fazit

Nachdem wir so viel über Omega 3 Fettsäuren geschrieben haben, sei noch mal darauf hingewiesen, dass diese Fettsäure kein Wundermittel ist. Wer schon mit verkalkten Arterien lebt, wird Omega 3 nicht wie Drano Power Gel verwenden können und sich schwupps aller gesundheitlicher Probleme entledigen können. Doch der Verlauf von bereits vorhandenen Erkrankungen wird gegebenenfalls gestoppt oder gemildert.

Auch wenn Köche in weißen Kitteln herumlaufen wie Ärzte, ersetzt ein Restaurantbesuch oder ein gesundes Essen keine Therapie, wenn bei Ihnen ernsthafte Erkrankungen diagnostiziert wurde. Setzen Sie niemals Medikamente ab, nur weil Sie beispielsweise auf Leinöl umgestiegen sind und vor allem, sprechen Sie immer mit Ihrem Arzt, wenn Sie Nahrungsergänzungsmittel verwenden möchten.

Eine Blutuntersuchung kann klären, ob irgendwelche Mängelerscheinungen vorliegen, die mit Nahrungsergänzungsmitteln beseitigt werden sollen. Für die Feststellung des Omega 3 Gehaltes im Blut zahlen leider immer noch nicht alle Krankenkassen. Die Untersuchung kostet etwa 50 Euro und ist eine Investition, die sich wirklich lohnt! Besteht ein Mangel haben Sie ein hohes Risiko einen Herzinfarkt zu erleiden oder anderweitige Herzereignisse zu erwarten

(Herzrhythmusstörungen, Schlaganfall, plötzlicher Herztod).

Stimmen die behaupten, dass die Wirkungen von Omega 3 bei Weitem nicht so positiv sind, wie beschrieben, dürfen gern an die Datenbank Medline verwiesen werden. Es ist die weltweit größte Datenbank über medizinische Studien und es findet sich dort nicht eine Studie, die belegt, dass Omega 3 in gesunden Maßen für den Menschen schädlich ist oder Krankheiten begünstigt, gegen die es eigentlich wirken sollte. Im Gegenteil, es werden in jeder Studie positive Effekte nachgewiesen.

Obwohl wir hier eine Lanze für Omega 3 Fettsäuren brechen, muss jedem klar sein, dass es jetzt nicht darum geht, Öl tassenweise zu trinken. Nicht der Verzehr von Fett muss gesteigert werden, um diese wichtigen Fettsäuren zu sich zu nehmen. Es darf sogar weniger Fett sein, als bisher, wenn es das richtige ist. Nämlich eines mit einem hohen Gehalt an Omega 3 Fettsäuren.

Nachwort

Lieber Leser,

Sie haben durchgehalten und dieses Buch bis zum Ende gelesen. Hoffentlich konnte ich Ihnen positive Informationen mit auf den Weg geben und Sie durch die Rezepte motivieren, Ihren Omega 3 Fettsäuren Konsum anzukurbeln. Wichtig ist, dass das Thema „Ernährung" für Sie nicht nur Theorie bleibt. Fangen Sie heute an, einige Inhalte aus diesem Buch umzusetzen und spüren sie in den nächsten Tagen (Wochen), wie ihr Körper auf diese Veränderung reagiert.

"Wer nicht jeden Tag etwas für seine Gesundheit aufbringt, muss eines Tages sehr viel Zeit für die Krankheit opfern."

Sebastian Kneipp

Bezugsquellen /Omega 3 Fettsäuren

www.amazon.de (Suchwort: omega 3 Kapseln)

www.biofitt.com (Bio Qualität)

www.concept-vitalprodukte.de

www.maregold.de

Buch IV

Wasser:
Das Lebenselixier für Gesundheit, Vitalität und Wohlbefinden

Vorwort

Vielen Dank, dass Sie das Buch erworben haben. Damit haben Sie den ersten Schritt gemacht zu einem gesunden und vitalen Körper.

Erfahren Sie das Wasser nicht „alltäglich" ist!

Wasser, man kann es trinken, man wäscht sich damit, man nutzt es zum Kochen, man nutzt im Alltag kurz gesagt Wasser ganz selbstverständlich. Doch Wasser ist mehr! Wasser hat keinen Allerweltscharakter und man erhält es als Trinkwasser, stilles Wasser und mit Kohlensäure - als Mineralwasser - versetzt. Jedes Wasser hat seinen eigenen Geschmack, schon aufgrund der darin enthaltenen Mineralien und Spurenelemente.

Das Wasser und seine Eigenschaften hat somit eine ganz grundlegende Bedeutung für unser Leben. Bei Wasser handelt es sich um eine chemische Verbindung, die aus dem Element Sauerstoff (O) und Wasserstoff (H) besteht. Zudem ist es die einzige chemische Verbindung die auf der Erde existiert, welche in der Natur als Festkörper, Gas und Flüssigkeit vorkommt. So spricht man in dem festen Zustand von Eis, im gasförmigen von Wasserdampf.

In diesem Buch geht es jedoch nicht um die chemische Zusammensetzung von Wasser, sondern darum, das Wasser trinken gesund ist und vor allem gesund macht.

Wasser ist lebenswichtig, ohne Wasser kann der Mensch nicht existieren und überleben im Gegensatz zur Nahrung. Viele unterschätzen die Heilkräfte die Wasser besitzt und genau darauf geht dieses E-Book ein. Hier wird detailliert erläutert, wie das Trinken von Wasser auf den Körper wirkt, beispielsweise bei Krebs oder Übergewicht.

Wenn auch Sie Verantwortung für ihre Gesundheit übernehmen möchten und ihren Körper besser verstehen wollen, dann ist dieses Buch „Wasser – das E-Book" die passende Alternative. Sie lernen hier das Wasser nicht irgendetwas ist und Durst nicht nur irgendein „Gefühl" ist, sondern das das Wassertrinken Sie gesund halten und machen kann.

Auf den nächsten Seiten werden Sie einen genauen Einblick in das Thema Wasser erhalten vom Trinkwasser über das Quellwasser bis hin zum Leitungswasser. Auch Trinkempfehlungen werden angesprochen sowie die heilenden Kräfte des Wassers werden erläutert. Wir werden mit vereinzelten Studien belegen, wovon wir sprechen, und möchten das Sie am Ende des Buches in Wasser mehr sehen als nur etwas ganz alltägliches.

Wasser – ein Überblick

Das Trinkwasser

Bei Trinkwasser handelt es sich um das Lebensmittel Nummer eins und man kann es nicht ersetzen. Der Mensch benötigt täglich eine ausreichende Menge und auch eine gute Qualität nach der EU-Trinkwasserverordnung. Diese Trinkwasserverordnung garantiert, dass das Trinkwasser so beschaffen ist, das der Mensch auch bei einem lebenslangen Genuss nicht in seiner Gesundheit beeinträchtigt wird.

Im Sinne der Trinkwasserverordnung handelt es sich bei Trinkwasser und Wasser, um das Wasser welches in seinem ursprünglichen Zustand oder nach der Aufbereitung genutzt wird: beispielsweise zum Kochen, für die Zubereitung von Getränken und Speisen, zum Trinken oder für andere häusliche Zwecke, wie:

- Die Körperpflege (Duschen, Baden und Waschen)

- Die Reinigung von Lebensmitteln

- Die Reinigung von Gegenständen, welche mit Lebensmitteln in Berührung kommen.

- Reinigung von Gegenständen, welche mit dem menschlichen Körper in Kontakt kommen.

Es ist und bleibt ein wichtiges Lebensmittel und man kann es durch keinen anderen Stoff ersetzen. Trinkwasser ist in der Regel gesundheitsfördernd. Das beruht auf seinen hervorragenden Eigenschaften hängen mit den Wasserbestandteilen wie Calzium, Chlorid, Magnesium und Natrium sowie anderen natürlichen Wirkstoffen zusammen. Je nachdem welche Mineralien, im Untergrund vorhanden sind, verfügt das Trinkwasser über einen speziellen und unveränderbaren Charakter und genau diese Wirkstoffkombination, die so einzigartig ist, macht das Trinkwasser so besonders, sodass es belebt, stärkt und schützt.

Der menschliche Körper benötigt die im Trinkwasser enthaltenen Mineralstoffe zum Leben. Das Wasser verhindert, das der Körper austrocknet, aktiviert den Energiestoffwechsel, die Stoffwechselprodukte werden abtransportiert und es verringert zudem das Hungergefühl.

Wer regelmäßig Trinkwasser trinkt, der kann damit einen Mineralstoffmangel vorbeugen, denn die im Wasser gelösten Mineralien werden bestens vom Körper aufgenommen. Des weiteren ist Trinkwasser ein kostengünstiger Durstlöscher und enthält keine

Kalorien. Wasser ist ständig verfügbar, und wenn es mit einer Temperatur von ca. acht Grad verzehrt wird besonders gut. Wer eine Diät durchführt, für den ist Trinkwasser eine sehr gute Entschlackungshilfe.

Das Trinkwasser in den deutschsprachigen Ländern wird ständig von unabhängigen Laboren nach den gesetzlichen Bedingungen überprüft.

Tipp:

Wer jeden Abend mindestens einen halben Liter Trinkwasser trinkt, der unterstützt damit den natürlichen Stoffwechsel in der Nacht und hilft somit, dass dieser die Giftstoffe ausschwemmt.

Mineralwasser – ein Naturprodukt

Wie Mineralwasser entsteht

In einem langen und natürlichen Prozess entsteht unser natürliches Mineralwasser aus Regelwasser und aufgrund seiner sehr individuellen Entstehung ist daher auch jedes einzelne Mineralwasser ein Unikat.

Regnet es, dann dringt das Wasser in den Boden und sickert dann langsam und stetig durch die verschiedenen Gesteinsschichten. Letztendlich sammelt es sich in den Wasser führenden Schichten, die sich weit unterhalb des Grundwassers befinden. Zu dem Zeitpunkt, wo es dort ankommt, ist es vor allen Verunreinigungen geschützt. Für das Durchfließen der Erdschichten benötigen viele Mineralwasser Jahrzehnte und kaum unvorstellbar jedoch wahr, einige sogar Jahrhunderte.

Auf seinem langen Weg durch die einzelnen Erd- und Gesteinsschichten wird das Wasser gereinigt und reichert sich zudem mit den Mineralstoffen an. Vor allem Mineralwasser, die in vulkanischen Gebieten entstehen werden, zusätzlich mit natürlicher Kohlensäure angereichert. Die Geschwindigkeit, in der das Regenwasser durch die einzelnen Schichten fließt, spielt dabei eine ganz besondere Rolle. So gilt: Je langsamer das Niederschlagswasser fließt, desto mehr

Mineralstoffe kann das Wasser aus dem Gestein lösen.

Aufgrund dessen, das jede Gesteinsart ganz unterschiedliche Konzentrationen und Zusammensetzungen an Mineralstoffen enthält, ist jedes Mineralwasser eine Art Spiegelbild der Region, sowie seiner typischen Gesteinsformationen aus der es stammt.

Da jedes einzelne Mineralwasser ganz individuell entsteht, ist dieses Wasser einzigartig im Bezug auf seinen Mineralstoffgehalt und -kombination.

Wussten Sie schon: Mehr als 200 Mineralbrunnenbetriebe in Deutschland fördern natürliches Mineralwasser aus der Tiefe und füllen es direkt an der Quelle ab. Über 500 Mineral- und 35 Heilwässer werden in Deutschland angeboten.

Jedes Mineralwasser ist unique

In Deutschland sind mehr als 500 Mineral – und 35 Heilwasserquellen vorhanden, aus denen das „gesunde" Wasser sprudelt. Jedes Einzelne davon ist unique. Das ist darauf zurückzuführen, wie bereits im ersten Abschnitt über Mineralwasser beschrieben, wie das Regenwasser sich durch die verschiedenen Gesteinsschichten seinen Weg bahnt. Doch wissen Sie eigentlich, wie Ihre Region "schmeckt"?

Doch wollen wir ehrlich sein, die Frage kann nicht so einfach beantwortet werden. Denn sicherlich verfügt jede Region über vorherrschende Gesteinsschichten, doch bereits bei zwei Orten, die voneinander nur wenige Kilometer entfernt sind, kann die Zusammensetzung ganz anders aussehen. Genau das macht den Reiz des Mineralwassers aus.

Damit Sie sich orientieren können, merken Sie sich Folgendes:

\# Ein Mineralwasser, das aus dem Westen Deutschlands stammt, wird häufig durch vulkanisches Gestein oder großen Schiefervorkommen geprägt. Daher ist das Wasser das aus diesen Gebieten stammt eher mild und weich.

\# Mittelhartes bis hartes Mineralwasser stammt aus dem Tiefland im Norden und besitzt einen höheren Sulfat Anteil.

\# Der Süden – hier läuft das Wasser zumeist über sehr breite Schotterebenen. Diese versorgen dann das Wasser mit einem Mix an Mineralstoffen.

\# Lockergestein bewirkt im nördlichen Osten sowie in den anderen Regionen, dass das Mineralwasser über eine angenehme Herbheit verfügt. Beispielsweise das Urstromtal, das sich im südlichen Brandenburg befindet, reichert das dortige Mineralwasser mit einer sehr starken Mineralisierung an.

Vergleichen Sie einmal verschiedene Mineralwasser miteinander, dann werden Sie feststellen, wie unterschiedliche diese im Geschmack sind. Beispielsweise schmecken einige eher salzig, andere trocken oder ein anderes wiederum verfügt über einen eher angenehmen aber leicht bitteren Geschmack. Manche Mineralwasser hinterlassen auch einen sehr weichen Effekt auf der Zunge. All diese Unterschiede werden auf dem Etikett des Mineralwassers aufgezeigt: Calcium – trocken, Magnesium – leicht metallisch und Natrium in Verbindung mit Chlorid – salzig.

Die Qualität muss amtlich anerkannt werden

Bei Mineralwasser handelt es sich um das einzige Lebensmittel, das eine amtliche Anerkennung erhält. Zudem unterliegt die Qualität einer ständigen Kontrolle. Damit ein Mineralwasser diese amtliche Anerkennung erhält, wird seine Qualität in mehr als 200 einzelnen Untersuchungen kontrolliert. Welche Kriterien das Wasser erfüllen muss, damit es sich Mineralwasser nennen darf und als dieses verkauft werden darf, ist vom Gesetz her genau geregelt.

So formuliert die MTVO (Mineral- und Tafelwasserverordnung) die strengen Regelungen für die Förderung und die Abfüllung des Naturproduktes:

Förderung und Abfüllung strenge Regelungen zum Schutz des Naturprodukts: Eine der Grundvoraussetzungen ist, dass das Wasser aus unterirdischen, vor Verunreinigungen geschützten Wasservorkommen stammt. Zur Bewahrung seiner natürlichen Reinheit muss Mineralwasser noch am Quellort in die für den Verbraucher bestimmten Flaschen bzw. Verpackungen abgefüllt werden. Nur wenige Behandlungsverfahren sind erlaubt, wie die Zugabe oder Entnahme von Kohlensäure und der Entzug von Eisen und Schwefel. All dies geschieht auf natürliche Weise durch Belüftung oder Filtration. Die sogenannte Entschwefelung und Enteisenung wird aus geschmacklichen und optischen Gründen vorgenommen. (Quelle: www.mineralwasser.com)

Quellwasser – Wasser aus der Natur

Der Ursprung des Quellwassers ist mit dem des Mineralwassers vergleichbar. Der „fast" einzige Unterschied ist, das Quellwasser keine amtliche Anerkennung erhält. Jedoch muss es in seiner Zusammensetzung den Anforderungen eines Trinkwassers entsprechen. Der nächste Unterschied ist, das Quellwasser direkt „vor Ort" also an der Quelle abgefüllt wird.

Keine Frage, der Körper benötigt viel Flüssigkeit und besonders das Quellwasser ist dafür sehr gut geeignet. Doch ist es nicht einfach, ein gutes und qualitativ hochwertiges Quellwasser zu finden. Wir wissen, dass der menschliche Körper ohne Flüssigkeit nicht überleben kann und er selbst besteht ja aus ca. 70% Flüssigkeit. Da Trinkwasser und auch einige Mineralwasser teilweise belastet sind, sowie auch das Leitungswasser gewisse Belastungen enthält, steigen immer mehr Menschen darauf um, Quellwasser zu kaufen.

Reines und qualitativ hochwertiges Quellwasser

\#   Viele Experten raten bereits dazu, das Quellwasser gekauft werden soll. Der Grund: Quellwasser hat eine höhere Wasserqualität. Somit können die Wirkstoffe wesentlich besser in die einzelnen Zellen transportiert und die Schlacken und Abfallstoffe werden ebenso besser abtransportiert.

\# Wenn Sie Quellwasser kaufen möchten, dann sollten Sie darauf achten, dass dieses direkt aus der Quelle stammt. Darauf muss direkt auf der Flasche bzw. dem Etikett hingewiesen werden. So kann beispielsweise darauf hingewiesen werden: "Dieses Quellwasser wird direkt aus Hochgebirgsquellen gewonnen."

\# Das Quellwasser ist aufgrund seiner natürlichen Zusammensetzung besonders kostbar. So verliert beispielsweise Leitungswasser bereits nach kurzer Zeit seine frische und auch die guten Wirkstoffe, die es enthält. Wissenschaftler haben diese Unterschiede erkannt.

\# Beispielsweise verfügt Quellwasser über die besten Analysewerte und hat typische sechseckige Kristallstrukturen. Somit kann dieses Wasser auch besonders gut für die Zubereitung von Säuglingsnahrung genutzt werden.

Warum ist das Quellwasser so gut?

Zum einen weil es, wie bereits erwähnt, vor Ort abgefüllt wird und zum anderen aus einem natürlichen unterirdischen Reservoir stammt, das schadstoffgeschützt ist. Ein weiterer Grund, warum dieses Wasser so gut ist, begründet sich darin, dass wenn das

Quellwasser sehr tief liegt, es umso besser auf seinem natürlichen Weg gefiltert wird (genau wie Mineralwasser). Auf dem Weg nach oben passiert es wieder die verschiedensten Gesteinsschichten, wo sich dann nochmals die Mineralstoffe und Spurenelemente aus dem Gestein lösen. Damit erhält das Quellwasser dann seinen Geschmack und auch seine physiologische Wirkung.

Es ist wichtig, das Sie wissen, das Quellwasser einer strengen gesetzlichen Anforderung unterliegt. Diese ist durch die Mineral- und Tafelwasserverordnung geregelt (siehe letzter Abschnitt Mineralwasser). Darin ist unter anderem auch fest geregelt, das der Hersteller bzw. der Abfüller des Quellwassers dessen Charakter nicht verändern darf.

Das reine, natürliche und qualitativ hochwertige Quellwasser ist mittlerweile im Fachhandel ebenso erhältlich, wie in Drogerien und gut sortierten Verbrauchermärkten. Auch im Internet kann dieses Wasser bezogen werden. Auf den ersten Blick müssen Sie erkennen können, dass es sich um ein „Natürliches Quellwasser" handelt und auch der Ort sowie das Hochgebirge müssen auf dem Etikett vermerkt sein.

Auf jeden Fall ist eines sicher, dass die Menschheit bereits seit Jahrhunderten die unberührten Quellen und deren Wirkung schätzen.

Tafelwasser – Wasser ist nicht gleich Wasser

Zum größten Teil besteht Tafelwasser aus Trinkwasser bzw. Leitungswasser, das ganz normal dem öffentlichen Netz entnommen wird. Dem Tafelwasser können dann von dem abfüllenden Betrieb bzw. Hersteller noch diverse Zusatzstoffe hinzugefügt werden, wobei dies nur in einem fest vorgeschriebenen Rahmen sein darf. Salze und Minerale werden dem Tafelwasser in erster Linie hinzugefügt. Wichtig ist zu wissen, dass die Grenzwerte für chemische Stoffe, welche für das normale Trinkwasser gelten, auch bei dem Tafelwasser eingehalten werden müssen.

Wichtig ist hier auch zu wissen, das Sie wenn Sie im Restaurant oder Café ein Glas Mineralwasser bestellen und Sie dieses im Glas serviert bekommen, können Sie davon ausgehen, dass es sich hier um Tafelwasser handelt. Denn nur das Tafelwasser darf aus der Leitung „gezapft" und im Glas ausgeschenkt werden. Die Mineral- und Quellwasser hingegen müssen in der Originalflasche serviert werden. Letztendlich kann mit ruhigen Gewissen gesagt werden, das Tafelwasser so tut als sei es Mineralwasser, aber weit davon entfernt ist. Oftmals ist das „normale" Leitungswasser bzw. Trinkwasser sogar noch wesentlich besser von seiner Qualität und zudem auch günstiger.

Heilwasser – eine anerkannte Wirkung

Heilwasser, es verfügt über eine anerkannte Wirkung und das auf eine ganz natürliche Art und Weise. Das basiert auf seinem sehr hohen Gehalt an den lebenswichtigen Mineralstoffen sowie Spurenelementen. Bei Heilwasser handelt es sich um einen sogenannten „Funktional Drink" und ein wirksames Naturheilmittel. Wer sich täglich etwas Gutes tun möchte, den täglichen gesundheitlichen Herausforderungen entgegentreten will und das auf eine sanfte Art und Weise, der trinkt täglich Heilwasser.

Wer Heilwasser trinkt, der versorgt seinen Körper mit allen lebenswichtigen Mineralstoffen und Spurenelementen. So wird nicht nur Mangelzuständen vorgebeugt, es können auch bereits vorhandene Defizite ausgeglichen werden. Des Weiteren wird die Stoffwechsel- und Organfunktion gestärkt. All diese heilenden, vorbeugenden und lindernden Wirkungen wurden von der Wissenschaft nachgewiesen und zudem auch amtlich bestätigt.

Derzeit werden ca. 40 verschiedene Heilwasser im Lebensmittel- und Getränkefachhandel angeboten. Je nach regionaler Herkunft unterscheiden sie sich – ganz wie Mineralwasser und Quellwasser – aufgrund ihrer Mineralstoffzusammensetzung und ihrer Wirkungsweise. Fast jedes Heilwasser darf täglich getrunken werden, da sie keine Nebenwirkungen besitzen. Oftmals ist der tägliche Verzehr sogar eine wichtige Voraussetzung, damit der positive Einfluss auf die Gesundheit sich optimal entfaltet.

Es ist kostbar und rein – das Heilwasser

Genau wie Mineralwasser auch, stammt das Heilwasser aus den unterirdischen Wasservorkommen, welche sich oftmals mehrere Hundert Meter tief unter der Erde befinden. Das Wasser entsteht aus dem Niederschlagswasser, das bereits vor vielen Jahren in die Erde eingedrungen ist, dann nach und nach durch die verschiedenen Gesteinsschichten gesickert ist, in dieser Zeit wurde es auf seinem Weg gereinigt und gefiltert. Zudem nimmt es auch die verschiedensten Mineralstoffe und Spurenelemente auf. Welche und wie viel, das ist abhängig von den Gesteinsschichten, durch die das Wasser gesickert ist. Wenn es sich beispielsweise um ein sehr kalkreiches Gebiet handelt, hat das Wasser sehr viel Hydrogenkarbonat aufgenommen, bei mineralischem Gestein Natrium, Calzium oder Magnesium. Erschlossen wird das Wasservorkommen einer „Heilwasserquelle" in der Regel durch eine Bohrung.

Den individuellen Charakter erhält jedes Wasser je nach der Gesteinsschicht und so gleicht wie bei Mineralwasser kein Heilwasser dem anderen. In der Regel werden die meisten der Quellen nur genutzt, um Wasser abzufüllen. Doch es gibt auch Fälle, in denen das Wasser, aufgrund der darin enthaltenen Mineralstoffe bzw. der Mineralstoffkombination so wertvoll ist, dass eine gesundheitsfördernde Wirkung nachgewiesen werden kann. Dieses Wasser wird dann als Heilwasser zugelassen.

Fazit:

Die gesundheitliche Wirkung eines Heilwassers sowie die Zusammensetzung der Mineralstoffe ist abhängig von der geologischen Beschaffenheit des Quellortes. In Deutschland kommen die Heilquellen nur in ganz bestimmten Regionen vor.

Gesund durch die Natur

Ein Heilwasser ist nicht nur ein Flüssigkeitsspender, sondern auch ein Lieferant für Mineralstoffe. So wird eine Dehydration (Austrocknung) verhindert und zudem sorgt Wasser dafür, das die Stoffwechselprodukte aus dem Körper transportiert werden. Mit ihrer sanften Wirkweise regulieren sie die wichtigen Organfunktionen und greifen auch ganz harmonisch in den Stoffwechsel ein.

An dieser Stelle sollte erwähnt werden, dass die vorbeugende, heilende und lindernde Wirkung des Heilwassers auch durch die Wissenschaft nachgewiesen wurde. Des Weiteren beugt das Heilwasser auch einem Mangel an bestimmten Mineralstoffen vor.

Fassen wir zusammen:

Heilwasser hat sowohl eine Wirkung auf die einzelnen Organe wie auch auf den gesamten Körper. Damit ist dieses Wasser ganzheitlich nutzbar für die eigene Gesundheit.

Heilwasser:

\# Liefert Mineralstoffe und Spurenelemente

\# Verhindert das der Körper austrocknet (Dehydration)

\# Gewährleistet das die Stoffwechselprodukte aus dem Körper abtransportiert werden

\# Greift harmonisch in die Stoffwechselvorgänge eingebracht.

\# Reguliert die wichtigsten Organfunktionen

Erwähnenswert ist, dass die Eigenschaften, die so gesundheitsfördernd sind, stets von der Zusammensetzung des Heilwassers abhängig sind.

Unser Leitungswasser – es hat Trinkwasserqualität

Die Qualität des deutschen Leitungswassers unterliegt den strengsten Kontrollen und daher kann es auch konsumiert werden. Das Wasser aus dem Hahn kann man vor dem Verzehr ein wenig aufbereitet oder geschmacklich verändern. Nur an den frei zugänglichen Wasserhähnen sollte man Vorsicht walten lassen, wie beispielsweise in öffentlichen Gebäuden, wobei sich hier oftmals Schilder befinden, die darauf hinweisen, ob das Wasser als Trinkwasser geeignet ist. Jedoch gilt für das deutsche Trinkwasser auch die sogenannte Trinkwasserverordnung (TVO).

Die Aufbereitung des Leitungswassers

Das deutsche Leitungswasser verfügt aufgrund der hoch technisierten Kläranlagen, die mit den effektivsten Verfahren arbeiten im Bezug auf die Aufbereitung von Wasser, über eine Trinkwasserqualität. Wobei hier besonders erwähnenswert ist, dass der Kalkgehalt des Wassers in Deutschland in den einzelnen Regionen sehr unterschiedlich ist. Zudem kann es auch durchaus vorkommen, dass das Wasser Chlor- und Bleibestandteile enthält, wobei es sich hier um sehr geringe Mengen handelt und daher das Wasser getrunken werden kann. Dass diese Bestandteile vorhanden sind, kann nur am Geschmack festgestellt werden. Wer die Qualität seines Leitungswassers verbessern möchte, der sollte auf jeden fall einen Wasserfilter benutzen, der dem Wasser Kalk und andere unerwünschte Stoffe entzieht. Dieses aufbereitete Wasser ist anschließend geschmacksneutral. Somit wird der Geschmack von Tee oder Kaffee, der mit diesem gefilterten Wasser zubereitet wird, auch wesentlich intensiver.

Wichtiger Hinweis:

Leitungswasser (in Deutschland) zu konsumieren ist im Vergleich zu anderen Ländern möglich. **Wenn man aber die Wahl hat, sollte man lieber reines Quellwasser bevorzugen. Siehe Kapitel "Quellwasser..."**

Sein Leitungswasser (Kohlensäure) im Geschmack verändern

Wer nicht auf Kohlensäure verzichten möchte, der kann das „stille" Leitungswasser mithilfe eines speziellen Gerätes, mit Kohlensäure versetzen. Durch diesen Vorgang wird die Qualität des Wassers nicht verringert und auch nicht erhöht. Wie viel Kohlensäure dem Leitungswasser zugesetzt werden soll, das kann jeder für sich selbst entscheiden und somit sein ganz individuelles Wasser herstellen.

Achtung bei Wasserhähnen, die frei zugänglich sind

Vorsicht sollte jeder walten lassen bei Wasserhähnen, die sich beispielsweise am Bahnhof oder auf einem Rasthof befinden, denn es kann nicht sichergestellt werden ob sich nicht Krankheitserreger am Wasserhahn „breit" gemacht haben, welche dann die Qualität des Wassers beeinträchtigen.

Daher sollte der Vorsatz gelten: Erst einige Zeit das Wasser laufen lassen, bevor es zum Verzehr entnommen wird.

Trinkwasser Empfehlung

Wie viel sollte pro Tag getrunken werden – mit pro und kontra

\# Es sollen mindestens zwei bis drei Liter pro Tag getrunken werden!

\# Ein Liter reicht vollkommen!

\# Wie viel Flüssigkeit sollte jeder über den Tag zu sich nehmen?

Wenn es um das Thema „Trinken" „Wasser Konsum" geht, dann gehen die Meinungen recht weit auseinander. So gibt es Menschen, die praktisch ständig trinken und andere wiederum, die mit zwei oder drei Gläsern Wasser täglich auskommen. Es ist ratsam nur energiearme – also ungesüßte – Getränke zu trinken, denn so kann der Flüssigkeits-Haushalt des Körpers im Gleichgewicht gehalten werden.

Wie viel Wasser benötigt der Mensch pro Tag letztendlich?

Pro Tag scheidet der Mensch ca. 2,5 Liter Flüssigkeit durch Transpiration (Schwitzen) und die Stoffwechselvorgänge aus. Dieser Flüssigkeitsverlust muss durch Essen und Trinken wieder aufgefüllt, also ausgeglichen werden. Daher sollte ein erwachsener Mensch ungefähr 1,5 Liter pro Tag an Flüssigkeit zu sich nehmen, wobei die verbleibende Differenz durch die Nahrung aufgenommen wird.

Im menschlichen Körper spielt der Flüssigkeits-Haushalt eine sehr wichtige Rolle. Nicht nur weil der Körper aus circa 70% Wasser besteht und das Gehirn sogar aus 80%, so wird das Wasser auch benötigt als Lösungs-, Transport- und Ausscheidungsmittel. Das erklärt die Sprecherin des deutschen Instituts für Ernährungsforschung in Potsdam Susann-Catherine Ruprecht. Frau Ruprecht erläuterte ebenfalls, das wenn der Mensch zu wenig trinkt, der Flüssigkeits-Haushalt ins Ungleichgewicht kommt und dann ganz bestimmte Vorgänge, wie beispielsweise die Versorgung des Organismus mit Mineralien gestört wird.

„Ab etwa drei Prozent Flüssigkeitsverlust ist die körperliche und geistige Leistungsfähigkeit beeinträchtigt", berichtet Ruprecht (Quelle: www.heilpraxis.net)

Des weiteren kann es auch zu anderen Beschwerden kommen bei einem Ungleichgewicht im Flüssigkeits-Haushalt wie beispielsweise: Mundtrockenheit, dickflüssiger Speichel, Appetitlosigkeit, Müdigkeit, Abgeschlagenheit oder Verstopfung. Selbst Verwirrtheit und geistige Ausfallerscheinungen können die Folge sein. Zudem ist anzumerken, wer wenig trinkt, der scheidet weniger Urin aus und dieser ist dann auch wesentlich dunkler als normal. Ein gesunder Mensch scheidet ungefähr einen Liter Urin über den Tag verteilt aus.

Tipp:

Wenn Sie wissen, wollen ob Sie genügend Flüssigkeit über den Tag zu sich nehmen, ziehen Sie eine kleine Hautfalte am Arm hoch. Gelingt das recht einfach, dann ist der Körper mit ausreichend Flüssigkeit versorgt. Bleibt sie kurze Zeit stehen, dann ist das ein Zeichen auf Flüssigkeitsmangel, denn bei genügend Flüssigkeit würde sie sofort wieder verschwinden.

Über das Trinken sollte das Durstgefühl entscheiden

Hat der Körper ein halbes Prozent an Wasser verloren, dann meldet sich automatisch der Durst. Dieses Gefühl sollte niemals ignoriert werden, sondern es sollte auf jeden Fall etwas getrunken werden. Meist reicht ein Glas Wasser bereits aus.

Wir wollen an dieser Stelle nochmals darauf hinweisen, dass stets auf energiearme Getränke zurückgegriffen werden soll. Das heißt, sie sollten entweder nur wenig Zucker oder am besten überhaupt keinen Zucker enthalten. Daher ist Wasser dafür besonders geeignet.

Über den Tag verteilt trinken

Experten raten dazu, das man über den Tag verteilt gleichmäßig viel Wasser zu sich nimmt. Wer alles auf einmal trinkt, der kann kein Flüssigkeitsdepot anlegen, sondern scheidet die Menge, die der Körper nicht braucht wieder aus.

Derjenige, der eine zu lange Trinkpause einlegt oder aber sehr wenig trinkt, der kann den Flüssigkeitsmangel nicht kompensieren, indem er dann auf einmal eine größere Menge Wasser zu sich nimmt. Ebenso wie man kein Flüssigkeitsdepot anlegen kann, ist es nicht möglich, den Flüssigkeitsverlust kurzfristig auszugleichen. Es können rund 24 Stunden vergehen, bis der Flüssigkeits-Haushalt wieder ins Gleichgewicht kommt. Der Darm ist in der Lage in der Stunde zwischen 500 und 800 Milliliter aufzunehmen. Führt man ihm mehr zu, dann scheidet er dieses gleich wieder aus. Daher ist ein Glas Wasser pro Stunde eine optimale Flüssigkeitsmenge.

Doch die Experten warnen auch vor den viel zu strengen Trinkregeln. So äußert sich Uwe Knopf der Autor von dem Buch „Hunger & Lust" wie folgt: „Trinken ist ein so essenzieller Mechanismus, dafür braucht man keine Regeln" weiter meint er auch das ein gesunder Mensch „keinen Trinkwecker oder Ähnliches benötigt, denn man kann einfach nach Gefühl trinken."

Im Alter lässt das Durstgefühl nach ...

... doch der Flüssigkeitsbedarf bleibt fast gleich!

Was heißt das konkret? Zwar ist der Bedarf an Flüssigkeit im Alter ebenso vorhanden, aber das Durstempfinden lässt oftmals nach. Jedoch ist ein Flüssigkeitsmangel für ältere Menschen sowie auch für Kleinkinder und Säuglinge gefährlich. Selbst Menschen die eine Diät durchführen, sollten darauf achten, dass sie ausreichend trinken. Denn wenn die Nahrung reduziert wird, dann fehlt dem Körper die Flüssigkeit, die ihm durch die Nahrung zugeführt wird.

Diejenigen, die Sport treiben, haben einen erhöhten Flüssigkeitsbedarf. Aber dennoch ignoriert der Sportler aufgrund der körperlichen Anstrengung das Durstgefühl. Dazu sagt Professor Daniel König vom Institut für Sport und Sportwissenschaften an der Universität Freiburg:

„Dass in Sportsituationen oft zu wenig getrunken wird, ist ein bekanntes Problem" „Die Empfehlung, Sportler sollten ständig die Farbe ihres Urins beobachten, halte ich für übertrieben."

So wird empfohlen, dass bei einer Trainingsdauer von einer Stunde eine angemessene Flüssigkeitsmenge zu sich genommen wird. So besteht beispielsweise bei einem 20-minütigen Jogging-Training noch keine Gefahr für gesunde Menschen, dass sie dehydrieren (austrocknen).

Des Weiteren besteht auch für die Menschen, die viel trinken, kein gesundheitliches Risiko. Darin sind sich alle Experten einig. So wissen die Experten, dass der Körper sogar bis zu zehn Liter pro Tag ganz ohne Probleme verarbeiten kann. Nur von Extremsport-Veranstaltungen sind seltene Todesfälle durch eine Überwässerung bekannt, aufgrund dessen, so wissen die Experten, dass durch das viele Trinken der Körper viel Natrium verliert.

Kinder müssen das Wasser trinken lernen

Häufig vergessen Kinder beim Spielen oder in der Schule zu trinken und das, obwohl gerade sie einen erhöhten Flüssigkeitsbedarf haben.

Es gilt: Je jünger der Mensch, desto höher ist der Wasseranteil im Körper!

Von der Stiftung Kindergesundheit wird zu festen Trinkritualen geraden, welche den Kindern dazu verhelfen, das sie sich ausreichend und vor allem gesund mit Flüssigkeit versorgen. Die Sozialpädagogin Gritli Bertram aus Hannover erklärt dazu:

„Durch feststehende Rituale vergessen weder die Kinder, noch die Eltern ausreichend zu trinken" „Ein

Glas Wasser gleich nach dem Aufstehen könnte beispielsweise ein solches Ritual sein."

Wurde früher einem Kind noch verboten etwas vor dem Essen zu trinken, sodass einem vorzeitigen Sättigungsgefühl vorgebeugt wird, ist es heute ganz anders. Heute wird dazu geraten, dem Kind ein Glas Wasser zum Essen zu reichen. So kommt beispielsweise auch ein Glas Apfelschorle immer gut an, in dem Fall müssen die Eltern ihre Kinder auch nicht zum Trinken ermutigen.

Wassermangel

Wasser ist lebenswichtig!

Dem Menschen ist es möglich, das er einige Tage oder gar Wochen ohne Nahrung auskommt, jedoch nur vier Tage ohne Flüssigkeit. Zwar besteht der Mensch zu 70% aus Wasser, aber verfügt dennoch über keine Flüssigkeitsreserven. Wer unter Wassermangel leidet, der kann sehr schnell unter ganz schwerwiegenden Schäden leiden, denn Gehirn, Muskulatur und Leber reagieren auf einen Wassermangel sehr empfindlich.

Besteht ein Wassermangel im Körper, dann wird durch dieses Flüssigkeitsdefizit die Entstehung der verschiedensten Krankheiten wie beispielsweise Nierensteine oder Blasenkrebs begünstigt. Des Weiteren kann der Mangel auch die Leistungsfähigkeit beeinträchtigen. Dennoch ist das Trinkverhalten vieler Menschen oftmals völlig unzureichend.

Der Urstoff des Lebens ist das Wasser!

Wie die Erde, so besteht der Mensch auch zu gut zweit Dritteln aus Wasser und das Gehirn sogar aus 80%. Damit die komplexen Körperfunktionen aufrechterhalten werden können, ist es wichtig, das dem Körper viel Flüssigkeit zugeführt wird, denn über die Haut und die Lunge verliert er ständig Wasser.

Des Weiteren ist das Wasser auch die Basis des Blutes, welches den Sauerstoff und die Organe mit allen wichtigen Nährstoffen versorgt. Zudem ist es nicht nur für die Körperzellen wichtig, sondern das Wasser ist auch zuständig für die Körpertemperatur.

Verliert der Körper beispielsweise durch Krankheit eine größere Menge an Flüssigkeit, und diese wird ihm nicht wieder in ausreichender Menge zugeführt, dann kann dieser Wassermangel eine innere Austrocknung zur Folge haben, die sogar lebensbedrohlich sein kann. Jedoch ist genau erkennbar, wann sich eine Austrocknung ankündigt, da es dafür eindeutige Anzeichen gibt. Diese sind an dem Allgemeinzustand sowie an der Haut und den Schleimhäuten feststellbar.

Über die festen Nahrungsmittel, Trinken und über die

Atmung führt der Mensch dem Körper Wasser zu und scheidet dieses wieder mit dem Urin, dem Schweiß sowie der Atemluft aus. Der Körper versucht, durch die ständige Regulation das Gleichgewicht zu erhalten bzw. herzustellen.

Das Durstgefühl ist das wichtigste Signal, welches der Körper gibt, wenn er Gefahr läuft auszutrocknen. Das bedeutet, wenn von Durst gesprochen wird, dann gibt der Körper das erste Warnsignal, das er unter einem gewissen Wassermangel leidet, der ausgeglichen werden muss. Führt man dem Körper in dem Moment keine Flüssigkeit zu oder scheidet diese weiterhin in großen Mengen aus, dann sind die Folgen: niedriger Blutdruck (Hypotomie), Müdigkeit, Übelkeit, Konzentrationsmangel und sogar hin bis zur Bewusstlosigkeit. Die äußerlich sichtbaren Zeichen sind trockene Schleimhäute, stehende Hautfalten sowie eine rissige Zunge mit einem borkigen Belag.

Das passiert bei Wassermangel!

Wenn man zu wenig oder das Falsche trinkt, wie beispielsweise koffeinhaltige, teeinhaltige oder alkoholische Getränke dann trocknet der Körper regelrecht aus.

Die Folgen: Kopfschmerzen, Schwindel und auch eine Vielzahl von anderen Symptomen sowie Beschwerden. Selbst die Konzentration, die Koordination, die Leistung und der Antrieb lassen nach.

Bei einem Flüssigkeitsdefizit von:

2%: Vermindert die Ausdauer und die Denkfähigkeit (es entsteht ein leichtes Durstgefühl)

3% : Konzentrationsmangel und Leistungseinbußen treten auf, die Speichel- und Harnproduktion reduziert sich.

4%: Die Kraft lässt nach – Durstgefühl stellt sich ein.

5%: Die Herztätigkeit beschleunigt sich und Puls sowie Temperatur (leichtes Fieber) steigen an, Angst befällt den Körper.

\#   6%: Schwäche, Reizbarkeit und Erschöpfung befallen den Körper – ein starkes Durstgefühl entsteht.

\#   8%: Man verspürt Übelkeit und die motorischen Fähigkeiten sind gestört.

\#   10%: Verwirrtheitszustände treten auf – eine Störung des zentralen Nervensystems liegt vor) sowie Krämpfe, schwere Gehstörungen und auch die Zunge schwillt an.

\#   15%: Hier wird dann die lebensbedrohliche Grenze überschritten, da es ab diesem Zeitpunkt zu Hautrissen und Organversagen kommen kann.

\#   20%: Bei einem Flüssigkeitsdefizit dieser Prozentzahl ist das menschliche Organsystem nicht mehr lebensfähig.

Darum sollten Sie es NIE soweit kommen lassen! Es ist wichtig täglich dem Körper genügend Flüssigkeit zuzuführen, damit Sie gesund bleiben!

Wassermangel aufgrund von Alkohol – hier besteht Gefahr für das Gehirn

Die Ausdünstung von Vasopressin (Anti-diuretisches Hormon/ADH) wird durch den Konsum von Alkohol unterdrückt und es vergrößert sich die zellulare

Dehydratation. Wenn der Alkoholkonsum überhöht ist, dann kann die Austrocknung sehr gefährliche Ausmaße annehmen. So ist der „Kater" von dem man nach dem Alkohol Konsum spricht nichts anderes als eine extreme Austrocknung der Gehirnzellen. Wenn das häufiger geschieht, dann werden die Gehirnzellen so stark geschädigt, dass sie schließlich absterben und die Gehirnzellen sind die einzigen Zellen des Körpers, die sich nicht wieder regenerieren können.

Damit der Körper die „Dürre" überlebt, die er durch den Alkohol erfährt, ist er genötigt, mehr Stresshormone abzusondern und dazu gehören auch die Endorphine, welche süchtig machen. Wer regelmäßig Alkohol konsumiert, also über Tage, Wochen, Monate und Jahre, für den erhöht sich die Austrocknung immens. Zudem wird die Produktion der Endomorphie ein suchterzeugender Zustand, welcher letztendlich dann zum Alkoholismus führt.

Mit richtigen Trinken dem Wassermangel vorbeugen

Für viele Menschen ist es kein Problem am Tag zwei, drei oder sogar vier Liter zu trinken, sofern es beispielsweise Cola, Bier, Apfelsaft oder andere Getränke sind. Doch wenn es um das Wasser trinken geht, dann sieht die Welt ganz anders aus, denn da fällt es den meisten Menschen sehr schwer, das tägliche Pensum Flüssigkeit dem Körper zu zuführen.

Irgendwann wird dann daran gedacht, wie wichtig und gesund es ist zu trinken und es wird schnell ein Liter getrunken in dem Glauben, damit wurde der Gesundheit genüge getan. Doch da unterliegt jeder einem starken Irrtum.

Denn damit das Wasser in jede Körperzelle gelangt, wie beispielsweise in die Augen, die Nerven und die Knochen, ist es notwendig über den Tag verteilt zu trinken und das in kleineren Portionen.

Fazit

Fassen wir zusammen: Wenn dem Körper nicht genügend Flüssigkeit zur Verfügung steht, dann besteht die Möglichkeit, dass der gesamte Organismus unter Problemen leidet. Denn wenn dem Körper immens viel Wasser fehlt, also ein sehr starker Wassermangel besteht, dann muss der Körper, um die schlimmsten Entgleisungen zu verhindern, Zellwasser zur Verfügung stellen. Irgendwann ist es jedoch soweit, dass das nicht mehr reicht, um den Wasserhaushalt auszugleichen. Die Folge: Krankheiten!

Das alles zusammen macht es doch sehr deutlich, warum Wasser nicht umsonst als eines der wichtigsten Lebensmittel bezeichnet wird.

Also dann: **Prost Wasser!**

Durch Wassermangel bedingte Krankheiten heilen

Chronischer Wassermangel hat Folgen

Erst im Laufe der Jahre macht sich ein chronischer Wassermangel bemerkbar, denn dann haben die Zellen des Körpers Mühe, mit dem knappen Wasser zu Recht zu kommen, aber dennoch nicht gleich daran "sterben". Im Laufe der Evolution hat der Körper ganz bestimmte Strategien entwickelt, damit er auch mit einer geringen Wasserzufuhr ganz passabel über die Runden kommt, um zu funktionieren.

Eine dieser Strategien ist, dass sich die Blutgefäße verengen und sich dadurch der Blutdruck erhöht. Das hat zur Folge, dass das wenige Wasser was dem Körper zur Verfügung steht, mit einem erhöhten Druck in die Zellen gepresst werden kann. Jedoch funktioniert die Erhöhung des Blutdruckes nur einige Zeit und kann auch schädliche Folgen mit sich ziehen.

Daher hat der Körper mehrere Alternativen zur Verfügung, wie er einem chronischen Wassermangel entgegenwirken kann, welche sich jedoch alle mit der Zeit zu Krankheiten entwickeln. Zudem gibt es auch noch viele direkte Schädigungen des Körpers und der Organe, die durch den ständigen Wassermangel entstehen oder zumindest begünstigt werden.

Oftmals kommen zu dem Wassermangel dann auch noch andere Faktoren hinzu, damit eine Krankheit entsteht. Viele sind dann in der Annahme, dass die zusätzlichen Gründe die einzige Ursache sind, warum die Krankheit sich manifestiert hat und der Faktor Wassermangel wird zur Seite geschoben.

Das letzte Warnsignal – ein trockener Mund

Der trockene Mund – er ist das letzte Warnsignal dafür, dass einer Austrocknung bevorsteht. Doch kann der Körper auch bereits unter einer Dehydratation leiden und der Mund ist noch immer relativ feucht. Am besten erkennt man eine Dehydratation an der Farbe des Urins. So sollte der Urin farblos bis hellgelb sein. Wenn es dunkler ist, dann ist, dass ein Zeichen dafür das der Körper am Austrocknen ist. Fehlt dem Körper Wasser – und das ist bei vielen Menschen der Fall – dann kommt es zu gesundheitlichen Störungen.

Dr. F. Batmangehlidj führt aufgrund seiner Erfahrungen und Untersuchungen viele Krankheiten auf Wassermangel zurück.

Diese Krankheiten sind die am häufigst auftretenden aufgrund von Wassermangel:

- Bluthochdruck
- Nierensteine
- Nierenentzündung
- Chronische Müdigkeit
- Magengeschwüre
- Sodbrennen
- Übergewicht
- Allergien
- Asthma
- Wechseljahrsbeschwerden
- Immunschwäche
- Bandscheibenschäden
- Rheuma
- Blasensteine
- Verstopfung
- Migräne
- Kopfschmerzen
- Hautkrankheiten
- Osteoporose
- Autoimmunkrankheiten

Hier ist zu erwähnen, dass die oben aufgeführten Krankheiten nicht die Einzigen sind, bei denen der chronische Wassermangel eine wesentliche Rolle spielt. Die vielfältigen Gesundheitsprobleme, welche durch Wassermangel entstehen, sind darauf zurückzuführen, dass jede Körperzelle und auch die Zwischenräume der Zellen auf Wasser angewiesen sind.

Tipp des Doktors: Mit Wasser die Verdauung anregen

Der Körper muss pro Tag ca. vier bis sechs Liter Verdauungssäfte produzieren und je mehr Wasser der Körper dafür zur Verfügung hat, desto effektiver werden die Nährstoffe durch die Enzyme abgebaut. Wird dem Körper zu wenig Wasser zugeführt, dann holt sich der Körper die benötigte Flüssigkeit aus anderen Quellen. Oftmals ist das Hungergefühl auch falsch interpretiert, denn es kann auch falsch verstandener Durst sein. Daher sollte stets versucht werden bei einem Hungergefühl zuerst etwas zu trinken. Die Folge ist, der Heißhunger lässt nach, denn der Körper hat das was er benötigt: Wasser.

Mit Wasser heilen – die Wasserkur

Die Wasserkur ist eine sehr einfache Therapie, um Krankheiten zu heilen, die auch im Zusammenhang mit einem Wassermangel stehen. Diese Wassertherapie wird methodisch angewandt und die japanische „Sickness Association" hat einen Artikel veröffentlicht, der genau erklärt, wie es möglich ist, auch die hartnäckigste Krankheit loszuwerden.

So wird die Wassertherapie angewendet:

• 4 große Gläser (1,2 Liter) früh morgens trinken, sobald man aufsteht, jedoch nicht erst die Zähne putzen.

• In den nächsten 45 Minuten darf weder Flüssigkeit noch feste Nahrung aufgenommen werden. Die Zähne dürfen geputzt werden, wenn die angegebene Menge Wasser getrunken wurde. (Wobei es sowieso besser ist, die Zähne nach dem Essen zu putzen).

• Wer diese Methode anwenden möchte, darf jedoch mindestens für zwei Stunden nach dem Essen kein Wasser trinken.

• Auch sollte nichts gegessen werden, bevor man schlafen geht. Wer körperlich geschwächt ist und die vier Gläser nicht auf einmal trinken kann, der sollte langsam mit einem bis zwei Gläsern anfangen und dann die Menge langsam erhöhen.

• Zudem sollte die Wasserkur auch nicht unterbrochen werden, wenn man einmal damit begonnen hat.

• Egal ob gesund oder krank jeder kann, dieser Therapie folgen, denn die Ersteren bleiben dadurch fit und die Letzteren können sich heilen.

Das die folgenden Krankheiten durch die Wassertherapie geheilt werden können ist experimentell nachgewiesen:

1. Nach 1 Monat: erhöhter Blutdruck und Diabetes

2. Nach 6 Monaten   Krebs

3. Nach 10 Tagen: Magenprobleme & Verstopfung

4. Nach 3 Monaten – T B C

Wer an Arthritis und Rheumatismus leidet, der sollte diese Wassertherapie anfänglich täglich zweimal durchführen und später auf einmal reduzieren.

Diese Therapie ist einfach und kostet nichts und man kann davon profitieren, ohne einen Cent zu investieren, wenn sie im täglichen Leben integriert wird. Es hat keinen nachteiligen Effekt, wenn man vier Gläser Wasser am Morgen trinkt und es kann durchaus sein, das man zu Anfang mehr urinieren muss, doch später ist es reine Gewöhnungssache. Ein Versuch ist es wert!

Diese Wasserkur wirkt von innen und ist ein Beitrag, den jeder Betroffene selbst für sich nutzen kann, um seine Selbstheilungskräfte zu aktivieren. Vielen Erkrankten wurde mit dieser Wasserkur bereits geholfen. Sicherlich hilft es nicht nur ausreichend Wasser zu trinken, aber die vermehrte Wasserversorgung kann eine andere Therapie unterstützen.

Wichtiger Hinweis

Wasseranwendungen können niemals den Besuch beim Arzt ersetzen, wenn man erkrankt ist. Daher ist es wichtig, unbedingt einen Arzt aufzusuchen, wenn man sich unsicher ist oder man unter unklaren und ernsthaften Beschwerden leidet!

Des Weiteren sollten Sie niemals versuchen, allein mit Hilfe von Wasseranwendungen schwere Krankheiten selbst zu heilen. Jede einzelne Wasseranwendung sollte vorab mit dem Arzt besprochen werden, als ergänzende Behandlung! (Quelle:ww.heilen-mit-wasser.de)

Trinkwasser vs. Mineralwasser: ein Vergleich

Wenn es um die Frage des Wasserkonsums geht, dann scheiden sich die Geister, denn jeder hat eine andere Idee von der Wassermenge, die man zu sich nehmen soll. Doch auch bei der Frage, ob man denn tatsächlich Mineralwasser trinken muss, gibt es die unterschiedlichsten Meinungen. Letztendlich ist die Frage ob Mineralwasser oder Leitungswasser eine Glaubensfrage.

So sind da zum einen die Befürworter des Mineralwassers, die den Konsum damit begründen, dass dieses nicht nur besser schmeckt, sondern auch viel gesünder ist. Denn, so ist deren Meinung, sind die Mineralien, die das Wasser enthält, lebensnotwendig und denjenigen, die sich von Leitungswasser ernähren, droht eine Mangelernährung.

Doch diese „Behauptung" oder dieser „Glaube" ist nicht gerechtfertigt und das aus vielerlei Hinsicht. Da wäre zum Ersten, das Mineralwasser bereits seit 1980 keine Mindestmenge an Mineralien enthalten muss. So hat die Stiftung Warentest bereits viele Mineralwasser als mineralstoffarm bezeichnet. Zudem ist das Leitungswasser, das aus der Tiefe gefördert wird, in vielen Orten wesentlich mineralstoffhaltiger als das Wasser aus dem Supermarkt.

Zum Zweiten kommt noch dazu das der Mensch durch seine Nahrung eine Menge an wichtigen Mineralstoffen zu sich nimmt und das Wasser nur eine Art Ergänzung ist. Hierzu gibt es eine Studie, welche im Auftrag der Wasserwirtschaft erstellt wurde.

Die Studie der Universität Paderborn aus dem Jahr 2001 kam zu folgendem Ergebnis:

Als Mineralquelle wird Wasser von überschätzt. Denn viele der benötigten Materialien werden ohnehin bereits zu viel vom Menschen aufgenommen – wie beispielsweise Natrium, welches im Kochsalz enthalten ist. Das ist auch der Grund, warum viele der Mineralwasserhersteller ihre Mineralwasser mit dem Prädikat "Natriumarm" anpreisen.

Im Test der Stiftung Warentest gewinnt Leitungswasser gegen das Mineralwasser

Bereits im Jahr 2012 hat die Stiftung Warentest stille Mineralwassersorten unter die Lupe genommen und war dabei nicht besonders begeistert. Daher raten die Verbraucherschützer eher zum Verzehr von Leitungswasser.

Laut den Untersuchungen der Stiftung Warentest enthalten die stillen Mineralwässer oftmals nur sehr wenige Mineralien. Keines der untersuchten Produkte konnte die Tester wirklich überzeugen, denn jedes der

29 Wässer, die von den Testern untersucht wurden, wies entschiedene Schwächen auf.

Da war nicht nur ein Mangel an Mineralstoffen den Testern ein Dorn im Auge, sondern auch nach deren Angaben Keime, Kennzeichnungsmängel und leichte Fehler im Geschmack.

Aber:

Auch wenn Leitungswasser laut "Stiftung Warentest" besser abschneidet als manch Mineralwasser, heißt das nicht, dass man kritiklos Leitungswasser trinken sollte. Wer die Wahl hat, sollte immer auf Quellwasser und / oder stilles Wasser aus der Flasche zurückgreifen.

Warum sind andere Getränke keine Alternative zu Wasser?

Der menschliche Körper besteht aus 70% Wasser und zu 30% aus festen Substanzen. Das Wasser ist für den Menschen „DAS" Nahrungsmittel und es wird vom Körper benötigt um Nährstoffe zu transportieren, Abfallstoffe zu beseitigen und für viele andere Aktivitäten, welche im Körper ablaufen. All das macht den Stellenwert von Wasser ganz besonders deutlich.

Kann man Wasser durch andere Getränke ersetzen?

Wir, die moderne Gesellschaft, hat kaum noch Wissen darüber, wie wichtig Wasser als Lebenselixier ist. Viele der „modernen" Menschen trinken viel lieber Tee, Kaffee, Limonade oder andere industriell hergestellte Getränke als Ersatz für das doch so lebenswichtige Wasser. Sicherlich enthalten diese Wasser, doch auch Koffein, künstliche Süßstoffe, Aromen, chemische Zusätze und Zucker. All das hat eine entwässernde Wirkung und darüber hinaus, können diese Getränke, auch wenn sie Wasser enthalten, weder die Nährstoffe transportieren oder die Schadstoffe abtransportieren.

Wenn beispielsweise Getränke Koffein enthalten, dann können sie Stress im Körper auslösen, welcher sich dann durch eine entwässernde Wirkung zeigt – vermehrtes Wasserlassen -. Andere Getränke die viel Zucker enthalten, erhöhen den Blutzuckerspiegel drastisch und jedes dieser Getränke veranlasst uns mehr Wasser zu lassen. Wer regelmäßig und überwiegend solche Getränke zu sich nimmt, der führt seinen Körper damit unweigerlich zu einer Dehydratation (Austrocknung durch Wassermangel).

Im Grunde gibt es keine Alternativen

Heben wir nochmals hervor:

Uns sollte eigentlich durch unsere eigene Geschichte intuitiv klar sein, das Wasser kostbar für unser aller Leben ist! Bereits die alten Religionen haben Wasser verwendet, um damit die Körper zu reinigen, denn man hielt es für heilig, da es in der Lage war einen Körper zu heilen. Selbst bei der christlichen Taufe spielt das Wasser eine wichtige Rolle, denn es erlöst das Leben des Menschen als uraltes Symbol von allen Sünden.

Johannes (3,5)
„Wer nicht aus Wasser und Geist geboren wird, kann nicht in das Reich Gottes eingehen"

Auch die Hindus sind in dem Glauben, das die Sün den durch ein Bad in den heiligen Stätten abgewaschen werden können und das ist der Grund, warum viele Gläubige jedes Jahr zum Ganges pilgern.

Kurz und Gut es gibt keine echte Alternative zum Wasser, auch nicht beim Trinken!

Aus der Sicht von internationalen Gesundheitsorganisationen wie beispielsweise der American Dietetic Association, der Deutschen Gesellschaft für Ernährung und der Australien Nutrition Foundation sind die einzigen Getränke, welche empfehlenswert sind als kleiner Ersatz zu Wasser, da hier Wasser der Hauptteil ist, sind:

- Kräutertees und Kräutertees, ungesüßt
- Wasser mit Honig (1 TL)
- Wasser mit Salz
- Wasser mit Zitrone (frischer am besten)
- Wasser mit Saft (ein Spritzer)
- Saftschorlen, diese sollten jedoch nur zu einem Viertel aus purem Fruchtsaft bestehen

Eine Ausnahme gibt es doch

Bei einer einzigen Ausnahme ist Wasser nicht immer die erste Wahl und das ist, wenn es darum geht, das Flüssigkeitsgleichgewicht wieder herzustellen: nach einer extremen sportlichen Anstrengung.

Eine Studie mit dem Titel „Sodium intake and postexercise rehydration in man" die im European Journal of Applied Physiology von R. Maughan und J.B. Leiper erschien hatte Folgendes ergeben:

Nach einem harten bzw. intensiven Training kann man die optimale Hydration nicht nur dadurch erreichen, das größere Mengen an Flüssigkeit zu sich genommen werden, sondern das auch eine höhere Natriumzufuhr erforderlich ist. Der Grund ist, dass Getränke mit einem deutlich geringeren Natriumgehalt oder ohne diesen zu einer höheren Harnausscheidung führen, als Getränke mit einem Natriumgehalt von 50 bis 100 Millimol pro Liter. Die Versuchspersonen bei dieser Studie, welche nach einer Erholungsphase von sechs Stunden noch immer dehydriert waren, hatten natriumarme Getränke zu sich genommen, obwohl sie 150% der Flüssigkeitsmenge, welche sie verloren hatten, während des Work-outs wieder aufgenommen hatten.

Hier muss erwähnt werden, dass diese Studie eine Ausnahmesituation widerspiegelt und es nur sinnvoll ist erhöht Natrium aufzunehmen, wenn man sehr stark geschwitzt hat oder unter Durchfall (Diarrhö) und Erbrechen leidet. In der Regel nimmt der Mensch genug Natrium auf, denn dieses ist als Natriumchlorid in vielen der Lebensmittel enthalten, die wir zu uns nehmen. Daher sind spezielle Sportgetränke nicht nötig im normalen Alltag.

Was sollte denn nun getrunken werden?

Wie schon darauf mehrmals hingewiesen bleibt derjenige, der ausreichend und vor allem regelmäßig trinkt, körperlich und geistig leistungsfähiger. Von den Ernährungsexperten wird geraten, dass stets Getränke zur Verfügung stehen, damit zwischendurch immer wieder „ein Schluck" getrunken wird. Wer dann noch unterschiedliche Getränkesorten zur Verfügung hat, der trinkt automatisch mehr. Doch was ist geeignet? Die besten Durstlöscher sind Trink- und Mineralwasser, doch auch Früchte- und Kräutertees sowie Fruchtschorlen oder Gemüsesäfte. Bei Kaffee, Schwarztee und süßen Limonaden beispielsweise handelt es sich um Genussmittel und keine Durstlöscher.

Mineral- und Trinkwasser (Quellwasser / stilles Wasser)

Diese beiden Durstlöscher sind stets geeignet und vor allem wenn sie nicht zu kalt sind. Denn ein warmes Getränk (Zimmertemperatur bei Wasser) regt weniger die Schweißproduktion an, als kalte Getränke. Des weiteren enthält das Trinkwasser weniger Mineralstoffe als Mineralwasser. So gibt es beispielsweise Mineralwasser, die reich an Kalzium und Magnesium sind und dabei helfen, den schweißbedingten Salzverlust wieder auszugleichen.

Kräuter- und Früchtetee

Insbesondere grüner Tee ist gesund, denn er enthält eine hohe Konzentration an Antioxidantien, wie beispielsweise Vitamin C.

Fruchtsaftschorlen und Gemüsesäfte

In Gemüsesaft sind viele Vitamine enthalten, aber sind dafür auch sehr natriumhaltig. Wer unter zu hohen Blutdruck leidet, der sollte lieber den Gemüsesaft meiden oder diesen mit Wasser verdünnen. Der Fruchtsaft ist ebenso sehr vitaminhaltig, enthält jedoch auch sehr viel Zucker. Daher sollte er auf jeden Fall stets mit Wasser verdünnt werden.

Heilende Kräfte des Wassers

Wasser und seine heilende Kraft

Das Wasser hat als Lieblingsgetränk der Deutschen bereits das Bier überholt. Den Verbrauchern stehen in Deutschland über 700 verschiedene Marken zur Verfügung und dazu kommen dann noch die Quell- und Tafelwässer sowie ca. 60 Heilwasser-Sorten. Da stellt sich einem jeden die quälende Frage, welches Wasser denn nun tatsächlich gesund ist. Im Grunde verfügen nur die wenigsten über das Wissen, aber auf keinen Fall der normale Verbraucher.

Liest man die Wasserkarte des Nobelhotels "Adlon" Kempinski in Berlin, dann könnte man der Meinung sein, man lese eine Weinkarte, denn darin heißt es: "Schmeckt prickelnd säuerlich mit einem geringfügig harten, kalkigen Ton". Hier wird ein Mineralwasser beschrieben, das aus Frankreich stammt und das eines von über 20 Mineralwässern auf der Getränkekarte des Hotels ist, die aus England, Belgien, Norwegen, Kanada, Österreich, Spanien, Frankreich und Deutschland stammen.

Wasser liegt im Trend

Zu den Weinliebhabern gesellen sich immer mehr die sich als „Wasserliebhaber" bezeichnen. Das Wasser mit einem Pro-Kopf-Konsum von 130 Litern jährlich bereits das beliebteste Getränk der Deutschen ist und sogar das Bier überholt hat, kann man sich kaum vorstellen, doch es ist der heutige Spitzenreiter. Das ist auch kein Wunder, denn es ist ein idealer Durstlöscher, so weiß Gisela Olias vom deutschen Institut für Ernährungsforschung in Potsdam-Rehbrücke. Zudem enthält Wasser keine Kalorien, fördert die Konzentration und sorgt auch für die Gesundheit durch die enthaltenen Mineralstoffe.

Für Menschen mit Bluthochdruck wird beispielsweise natriumarmes Wasser empfehlen. Auch für die Zubereitung von Säuglingsnahrung sollte natriumarmes Wasser genutzt werden. Wer seinen Magen schonen möchte, der sollte auf „platte", bzw. stille Wasser zugreifen.

Doch muss man allgemein sagen, dass es Geschmackssache ist, zu welchen Wasser man greift, um seiner Gesundheit etwas Gutes zu tun!

Mit Wasser gegen Übergewicht, Depressionen und Krebs

Wie kann man Übergewicht, Depressionen und Krebs mit Wassermangel in Verbindung bringen?

Wer zu wenig Wasser trinkt, bei dem führt dass ganz

271

langsam Schritt für Schritt zu einer Veränderung der Fettzusammensetzung im Körper. Und genau dieser Vorgang kann der Auslöser sein, für viele Gesundheitsprobleme.

Im Angesicht der Tatsache, das viele der herkömmlichen Therapien oftmals allein erfolglos sind, hat Dr. Batmanghelidj sich dafür eingesetzt, das die Medizin das Wasser als gesundheitsfördernd ansieht und dementsprechend bei der Behandlung mit einsetzt. Damit der krankhafte Stoffwechselprozess normalisiert werden kann, ist es unerlässlich, das dem Körper genügend Wasser zugeführt wird.

Mit Wasser gegen das Übergewicht

Übergewicht – Volkskrankheit Nr. eins! Viele Deutsche leiden bereits unter Übergewicht und das sind nicht nur Erwachsene, sondern bereits auch viele Kinder und Jugendliche. Sie alle haben nur ein Ziel: Die überflüssigen Pfunde verlieren! Diäten wurden gemacht, Wundermittel ausprobiert, doch am Ende waren mehr Pfunde auf der Waage als vorher.

Wer langfristig seinen überflüssigen Pfunden „Good bye" sagen will, der sollte vermehrt Wasser zu sich nehmen. Es wurde bereits von den Wissenschaftlern der Berliner Charité nachgewiesen, das Wasser nicht nur dafür nützlich ist, dass der Körper fit bleibt, sondern dass es auch hilfreich ist, wenn es darum geht, dem Übergewicht vorzubeugen.

Michael Boschmann von der Arbeitsgruppe am Franz-Vollhard-Centrum für klinische Forschung an der Berliner Universitätsklinik erklärte: „Wasser ist nicht nur ein Durstlöscher, sondern es ist auch ein Stoffwechselaktivator". Für die Studien ließen die Wissenschaftler sieben junge Frauen und sieben junge Männer jeden Morgen einen halben Liter Wasser auf ernüchternden Magen trinken. Dabei kam heraus, dass der Energieumsatz der Probanden um circa 30% anstieg. Boschmann hat errechnet, dass es sich um einen zusätzlichen Energieverbrauch von rund 25 Kalorien handelte. Trinkt man also 1,5 bis zwei Liter Wasser täglich, dann kann man ungefähr 100 Kalorien zusätzlich verbrennen.

Die Frage ist, warum ist das so. Michael Boschmann erklärte dazu, dass das Blut kurzzeitig verdünnt wird und das dann einen Reflex in der Leber auslöse, welcher das sympathische Nervensystem aktiviert. Dieses bereitet den Körper auf die Leistungen vor, die er über den Tag erbringen muss, und verbraucht dafür Energie.

Ein Tipp von Michael Boschmann:

Auch zwischen den Mahlzeiten ruhig ein Glas Wasser trinken.

Jedoch weist der Mediziner auch darauf hin, dass das Potenzial des Kalorienverbrauches nicht in das unendliche gesteigert werden kann. Ratsam ist es laut Boschmann pro Tag ca. 1,5 Liter Wasser zu trinken, wobei an heißen Tagen der Konsum auf zwei bis drei Liter gesteigert werden sollte, denn dann verbraucht der Körper wesentlich mehr Wasser, um perfekt zu funktionieren.

Wasser trinken gegen Depressionen

Das deutsche Bundesgesundheitsministerium schätzt, das circa vier Millionen Menschen in Deutschland an Depressionen leiden, womit sie die am meisten verbreitete physische Erkrankung ist.

Das Wort Depression stammt aus dem lateinischen und wird von „deprimiere" „niederdrücken" abgeleitet. Depressionen machen keinen Unterschied ob jemand jung oder alt ist oder Mann oder Frau, die Symptome werden in jeder Personengruppe festgestellt. Wer unter Depressionen leidet, bei dem kommt es häufig zu Stimmungs- und Antriebsschwankungen, wobei eines der Hauptsymptome Niedergeschlagenheit und Traurigkeit ist. Eine Depression kann soweit gehen, dass sie denjenigen den sie befallen hat, in seinem Alltag einschränkt, wenn er beispielsweise unter Selbstzweifeln leidet und auch keine Lust mehr hat zu Dingen, woran er sich vor der Erkrankung noch erfreut hat. Eine Depression kann mit Medikamenten bekämpft werden, doch diese bringen in der Regel auch Nebenwirkungen mit sich. Daher sollte man zuerst versuchen, die Depressionen mit Hausmitteln, Homöopathie oder der Naturheilkunde in den Griff zu bekommen.

Nährstoffe helfen gegen Depressionen

Wer unter Depressionen leidet, der sollte zuerst seine Ernährungsweise überdenken, denn nur so kann maßgeblich ein emotionales und geistiges Gleichgewicht geschaffen werden. Nährstoffe beeinflussen die Stimmung positiv wie beispielsweise Kalzium, Zink oder Magnesium.

Calzium ist in vielen Wassersorten enthalten und sorgt für eine optimale Kommunikation zwischen den Nervenzellen. Des Weiteren ist es auch dafür zuständig, das der Scrotoninspiegel ausreichend hochgehalten wird. Da jedoch Wasser nicht genügend enthält, ist es nur ein Hilfsmittel und es werden noch Früchte wie beispielsweise Orangen, Kiwi, Bananen oder Erdbeeren benötigt. Doch auch Gemüsesorten wie beispielsweise Spinat, Erbsen oder Spargel enthalten Calzium.

Wenn dem Körper Zink fehlt, dann führt das zu Gedächtnisstörungen, Müdigkeit und Teilnahmslosigkeit. Hier sind neben Wasser weitere gute Quellen, Nüsse, Gemüse und Kalbsfleisch. Magnesium ist hilfreich für die Aktivierung der B-Vitamine und ist auch eine Unterstützung damit sich die Nerven und Muskeln entspannen. Bananen, Kürbis, Kartoffeln, Knoblauch und Eier enthalten als Lebensmittel viel Magnesium.

Neben einer guten und ausgewogenen Ernährung bei Depressionen ist es auch überaus wichtig, das genügend Wasser getrunken wird. Denn eine verborgene Austrocknung des Körpers kann sich nachhaltig auf den geistigen und körperlichen Gesundheitszustand auswirken.

Das Wundermittel gegen Krebs: Wasser

In den USA haben die Forscher eine Sensation entdeckt! Die Auswirkungen können sich bei 45% der Menschen die kein Wasser trinken oder zu wenig, dramatisch auswirken! - Denn ein Wassermangel lässt die Krebszellen wachsen!

Dieses Wissen kommt von einer Forschergruppe der Harvard-Universität in Cambridge (USA), welche nach einem Schutzfaktor gegen Blasenkrebs suchte. Für diese Untersuchungen/Studien hatten sich die US-Forscher auf einen langen Zeitraum eingestellt, doch bereits die erste Substanz hat sich als Volltreffer erwiesen.

Der Volltreffer ist Wasser! So kann jeder der

ausreichend Wasser trinkt, das Risiko an Blasenkrebs zu erkranken um bis zu 60% senken.

Doch warum ist das so? - Durch Wasser werden die Schadstoffe im Körper verdünnt und nach draußen befördert, bevor sie überhaupt die Möglichkeit haben mit der Blasenwand in Berührung zu kommen und somit den Krebs auszulösen. Kurz gesagt, wer wenig trinkt der erhöht das Risiko an Krebs zu erkranken.

Auch in anderen Studien zur Krebsprohylaxe hat sich bereits die erstaunliche Wirkung von Wasser bestätigt. Der Forscher Dr. Fereydoon Batmanghelidj sagt: "Wie viel wir trinken, entscheidet darüber, wie anfällig der Körper für eine Krebserkrankung ist."

Eine britische Untersuchung belegt, wie fatal die Konsequenzen sein können aufgrund von Wassermangel. Denn durch den Wassermangel ist der Bluttransport und die Versorgung der lebenswichtigen Organe dramatisch gehemmt und diese Unterversorgung verschärft sich noch dadurch, dass der Körper zuerst das Gehirn versorgt wird.

Wie wirkt Wasser konkret auf den Krebsschutz?

Zuerst sollte möglichst nur stilles und vor allem mineralstoffarmes Wasser getrunken werden. Denn

Kohlensäure und ein hoher Mineralstoffgehalt sättigen das Wasser. Ein ungesättigtes Wasser ist dagegen in der Lage, die Krebs-Gifte in großen Mengen zu binden und diese dann auszuscheiden. Das erklärt Dr. Barbara Hendel (Medizinerin und Expertin für Wasser Therapien). So sollte man nitratarmes Wasser vorziehen und dieses sollte nicht mehr Nitrat als 10 mg pro Liter enthalten. Der Grund: Die Universität Oxford hat in einer Studie belegt, dass hohe Nitratwerte das Risiko erhöhen an Magenkrebs oder Blasenkrebs zu erkranken. Eine Menge von zwei bis drei Litern pro Tag reduziert das Risiko einer Erkrankung an Darmkrebs bis zu 50%. Doch nicht nur Wasser hilft dabei das Krebsrisiko zu senken, sondern auch Tee, Obst- und Gemüsesaft enthält Anti-Krebs-Stoffe.

Fazit:

Wasser ist das Lebenselixier des Menschen! Es gibt kein Leben ohne Wasser! Daher ist es wichtig, das man täglich genügend davon aufnimmt und hier ist besonders ein mineralstoffreiches Mineralwasser geeignet (Verhältnis Kalzium zu Magnesium 2:1). Das Beste ist, es über den Tag verteilt auf mehrere kleinere Portionen zu trinken, denn so wird der Körper optimal mit Flüssigkeit versorgt. Durch das Wasser trinken kann man nicht nur Krankheiten vorbeugen, wie Depressionen, Krebs und Übergewicht, sondern auch mentalen Leistungstiefs und den damit verbundenen Auswirkungen, wie beispielsweise dem Verletzungsrisiko. Doch auch die Gefahr unter Kopfschmerzen zu leiden wird reduziert und das Immunsystem wird aktiv gestärkt.

Zusammenfassung / Nachwort

Darum ist Wasser trinken so lohnenswert

Wasser hilft:

\# Die Leistungsfähigkeit unseres Immunsystems zu steigern und die Immunabwehr im Knochenmark zu stärken.

\# Es werden Augen, Nase, Mund und Schleimhäute feucht und gesund gehalten.

\# Die Nahrung zu zerlegen und die Bestandteile daraus zu verstoffwechseln und anschließend in die Zellen aufzunehmen. Wasser ist ein Hauptlösungsmittel für die Nahrungsmittel, Spurenelemente, Fermente, Mineralien und Enzyme.

\# Beim Abnehmen, da es die Kalorienverbrennung und den Fettabbau fördert.

Damit man nicht zur falschen Zeit zu viel isst. Vor allem dann, wenn man nicht hungrig, sondern durstig ist. Der Grund fast 90% aller Menschen interpretieren Durst als Hunger oder Appetit.

\# Die Temperatur des Körpers zu regeln.

\#   Zur Vorbeugung von Rückenschmerzen, Bandscheibenleiden und Arthritis

\#   Dabei zu verhindern, dass die Arterien in Gehirn und Herz nicht verstopfen.

\#   Gegen Falten!

\#   Gegen Verstopfung

\#   Gegen Konzentrationsmangel, Schlappheit, Müdigkeit und Kopfschmerzen

\#   Damit die Nieren gespült werden, und verhindert so, dass sich Nierensteine bilden, und beugt zudem auch Blasenkrankheiten vor.

\#   Dabei, dass sich alle Neurotransmitter bilden – einschließlich der Glücks und Anit-Aging-Hormone

\#   und vieles mehr ...

Mineralwasser für Genießer

Wasser oder besser Mineralwasser hat sich zum beliebtesten Durstlöscher der Deutschen gemacht, wie bereits erwähnt. Doch das dieser beliebte Durstlöscher noch viel mehr kann, das wissen nur die Wenigsten. So ist Mineralwasser beispielsweise die Basis für viele leckere Cocktails, es hat auch seinen

Weg in die moderne und leichte Küche gefunden und sich dort einen festen Platz gesichert.

Das Mineralwasser wird in Cocktails als Füllgetränk genutzt und das aus gutem Grund: Da ein Cocktail zumeist ein „schwerer" Drink ist, wird er „leicht" durch die Zugabe von Mineralwasser. Des weiteren erhöht Mineralwasser nicht wie Sekt oder Champagner den Alkohol- und/oder Kaloriengehalt des Mix-Getränks. Besonders in den alkoholfreien Getränken trumpft Mineralwasser auf, denn sie werden spritzig, erfrischend und vielfältig, was den Geschmack angeht.

In der Küche nutzen die Feinschmecker das Mineralwasser auch zum Kochen. Sie ersetzen damit Fette oder verfeinern damit den Geschmack ihrer Gerichte. Beispielsweise wird der Kartoffelbrei schön „fluffig" durch die Zugabe von Mineralwasser oder die cremigen Speisen noch viel schaumiger und leichter. Wer Fisch oder Fleisch ganz ohne Fett braten möchte, der sollte in eine beschichtete Pfanne ein wenig Mineralwasser geben und kann ihn darin ganz schonend garen.

Eine Rezept-Idee für Genießer

Hähnchenbrust auf Paprika-Gemüse

Zutaten:

4 Hähnchenbrustfilets (ca. 600g), 2 Knoblauchzehen, 1 Stck. Ingwer (2-3 cm), 2 EL Sojasoße, 125 ml Gemüsebrühe, je 1 rote, gelbe und grüne Paprikaschote, 1 Bund Lauchzwiebeln, Mineralwasser mit viel Kohlensäure (classic oder Sprudel), Salz und Pfeffer

Die Zubereitung:

\# Hähnchenbrustfilets waschen und trocknen

\# Knoblauch und Ingwer schälen und fein hacken, dann mit Soya-Sauce und Gemüsebrühe verrühren und 30 Minuten marinieren

\# Zwischenzeitlich Paprika und Lauchzwiebeln putzen und waschen. Die Paprika grob würfeln und die Lauchzwiebeln schräg in 2 – 3 cm lange Stücke schneiden, das grüne Ende in feine Röllchen schneiden.

\# Die Filets abtropfen und die Marinade in einer Schüssel auffangen

\# Etwas Mineralwasser in eine beschichtete Pfanne

geben und aufkochen und die Filets dann bei starker Hitze Für 10 Minuten braten – Bei Bedarf esslöffelweise Mineralwasser zufügen

\# Anschließend Paprika und helle Lauchzwiebeln dazugeben und das Ganze für 5 Minuten zusammen garen.

\# Das Fleisch aus der Pfanne nehmen und mit Salz und Pfeffer würzen und warmstellen.

\# Die Marinade dann in die Pfanne geben und alles Für ca. 3 – 5 Minuten garen und ebenfalls mit Salz und Pfeffer abschmecken.

\# Das Fleisch in Scheiben schneiden und gemeinsam mit dem Gemüse auf einem Teller anrichten, mit den grünen Lauchzwiebelringen garnieren und servieren.

Nährwerte pro Portion: 187 kcal / 783 kJ / 33 g Eiweiß / 2,6 g Fett / 6 g Kohlenhydrate

Tipp zum Braten mit Mineralwasser

Um mit Mineralwasser fettfrei zu braten, wird eine beschichtete Pfanne benötigt sowie Mineralwasser mit sehr viel Kohlensäure. In die heiße Pfanne soviel Mineralwasser geben, bis das der Boden knapp bedeckt ist. Beginnt das Mineralwasser aufzuschäumen, kann das Fleisch zugegeben werden. Dieses bei mittlerer bis starker Hitze in dem Kohlensäureschaum braten, bis es goldbraun ist. Wenn die Flüssigkeit während des Bratens verdampft, esslöffelweise weiteres Mineralwasser in die Pfanne geben, damit verhindert wird, dass das Fleisch ansetzt. Wichtig ist, dass nicht zu viel Wasser genommen wird, da das Fleisch dann kocht und nicht brät.

Fassen wir zusammen: Wasser trinken wirkt Wunder!

Dr. MeV Fereydoon Batmanghelidj ist der Meinung und hat auch belegt, dass man nicht krank ist, sondern dass man durstig sei! Der iranische Arzt, der weltweit bekannt und ein Bestseller Autor ist, weiß warum Wasser trinken so wichtig ist und warum der Körper dann nicht mehr richtig funktionieren kann.

Wie viel Wasser ein jeder braucht, das hängt von einzelnen Faktoren ab: Beispielsweise was man gegessen hat und wie viel, ob man Sport getrieben hat und dabei schwitzte und sogar das Wetter hat Einfluss darauf, wie viel man trinken sollte. Doch sollte ein Erwachsener ca. zwei Liter pro Tag an Wasser trinken (ca. 6 – 8 Gläser) und auf keinen Fall weniger.

Welches Wasser das Beste ist, das ist wie bereits im Vorfeld beschrieben reine Geschmackssache. Selbst

Leitungswasser kann man in Deutschland Wasser weil diese das einzige Lebensmittel ist, das einer Lebensmittelkontrolle stetig unterzogen wird. Selbstverständlich sind auch Mineralwässer oder stille Wasser gut, doch viele Menschen sind Gewohnheitstiere und legen sich dann auf eine Marke fest. Wenn sie diese dann nicht erhalten, trinken sie lieber nichts und das ist schlecht. Es ist wichtig zu wechseln, denn so kann sichergegangen werden, dass der Körper ausreichend mit allen Salzen und Mineralstoffen versorgt wird. Optimal wäre reines Quellwasser aus einer benachbarten Quelle.

Je mehr Wasser man trinkt, desto mehr werden Stoffe ausgeschwemmt, die ersetzt werden müssen! Genau das ist der Königsweg, um gesund und fit zu bleiben!

10 Tipps, wie man "richtig" Wasser trinkt

1.

30 Minuten vor jeder Mahlzeit ein Glas Wasser trinken.

2.

Immer trinken, wenn man durstig ist – auch während der Mahlzeiten

3.

2,5 Stunden nach einer Mahlzeit wieder trinken.

4.

Morgens direkt nach dem Aufstehen ein Glas Wasser trinken, so wird der Flüssigkeitsverlust von der Nacht ausgeglichen.

5.

Faustregel: Pro kg Körpergewicht benötigt der Körper täglich 30 ml Wasser! Das bedeutet eine Person mit 70 kg Körpergewicht benötigt 2.1 Liter Wasser täglich.

6.

Wichtig ist, dass kein Salzverlust entsteht! Daher mehr Wasser trinken, bei zwei Liter pro Tag benötigt der Körper ca. einen halben Löffel Salz (naturbelassen).

7.

Getränke wie Kaffee, Alkohol oder Schwarzer Tee entziehen dem Körper Wasser – dieser Verlust muss ausgeglichen werden durch zusätzliches Wasser trinken.

8.

Wer wenig Obst und Gemüse isst, der muss unbedingt viel Wasser trinken.

9.

Vor dem Sport Wasser trinken – das ist wichtig für das Schwitzen.

10

Reines Wasser ist nicht ersetzbar – auch nicht durch andere Getränke wie Kaffee, Alkohol, schwarzen Tee, Milch oder Säfte.

Zusammenfassung der einzelnen Wasserarten

Damit jetzt niemand ratlos vor dem Regal im Supermarkt steht, um das Wasser für sich zu wählen, fassen wir noch mal alle Sorten zusammen.

Mineralwasser

Dieses Wasser stammt aus unterirdischen Quellen und wird direkt vor Ort abgefüllt. Denn nur so kann die Reinheit des Wassers bewahrt und garantiert werden. Exakt wird hier alles vom Gesetzgeber vorgeschrieben. So darf dem Mineralwasser nur Kohlensäure zugesetzt und Schwefel und Eisen entzogen werden. Auf dem Etikett muss dann durch die entsprechende Etikettierung, wie beispielsweise "Mit Kohlensäure versetzt" oder „entschwefelt" und „enteisend" sichtbar sein, damit ersichtlich ist, welcher Behandlung das Wasser unterzogen wurde. Aufgrund seines unterirdischen Ursprungs enthält Mineralwasser einen hohen Gehalt an Mineralien.

Quellwasser

Der Vorgang zur Abfüllung ist ähnlich dem des Mineralwassers, wobei hier der Unterschied ist, das Quellwasser nicht amtlich anerkannt ist im Gegensatz zu Mineralwasser. Jedoch muss es von seiner

Zusammensetzung ganz bestimmte Kriterien eines Trinkwassers erfüllen. Auch dieses Wasser wird direkt an der Quelle abgefüllt.

Leitungswasser

Bei Leitungswasser handelt es sich um Trinkwasser und kommt aus dem Wasserhahn. Es ist eines der meist kontrollierten Lebensmittel. Bevor es in die Leitungen fließt, wird es sehr aufwendig gereinigt. An öffentlichen Wasserleitungen Hinweise beachten ob es sich hier um Trinkwasser handelt! Leitungswasser zu konsumieren sollte aber nicht die erste Wahl sein.

Tafelwasser

Durch das Wort „Tafel" wird hier dem Verbraucher eine Qualität vorgegaukelt, welche im eigentlichen Sinne nicht vorhanden ist. Denn Tafelwasser ist ein Produkt, welches künstlich hergestellt wird, und zwar aus Leitungswasser und anderen Zutaten. Dem Trinkwasser werden zur Herstellung von Tafelwasser einfach andere Bestandteile beigemischt, wie beispielsweise Natursole oder Meerestiefenwasser.

Heilwasser

Bei Heilwasser handelt es sich um ein natürliches Mineralwasser, welches Eigenschaften besitzt, die krankheitslindernd wirken. Diese Eigenschaften sind zudem von der Wissenschaft nachgewiesen, somit zählt dieses Wasser auch zu den Medikamenten, ist jedoch nicht verschreibungspflichtig und kann regelmäßig getrunken werden.

Ich hoffe sehr, das Ihnen unsere kleiner Ausflug in die Welt des Wassers gefallen hat.

Haben auch Sie jetzt Durst bekommen! Dann greifen Sie doch zur Flasche - zur Wasserflasche!

Prost Wasser!

Quellen:

http://www.mineralwasser.com

http://www.heilwasser.com

http://www.t-
online.de/ratgeber/gesundheit/ernaehrung/id_47927
628/leitungswasser-zu-trinken-ist-voellig-
ungefaehrlich.html

http://www.faz.net/aktuell/wissen/medizin/wasserk
ult-viel-trinken-muessen-eine-maer-11112293.html

http://www.novafeel.de/ernaehrung/wasser-wieviel-
trinken.htm

http://www.zentrum-der-
gesundheit.de/dehydratation.html

http://www.welt.de/wirtschaft/article107286669/Lei
tungswasser-gewinnt-im-Test-gegen-
Mineralwasser.html

http://www.worldguide.eu/wg/index.php?StoryID=
342&ArticleID=13306&ArticleLang=2&ChapterID=
4

http://heilen-mit-wasser.de/krankheiten/

http://www.webheimat.at/aktiv/Gesundheit-Wellness/Archiv-Gesundheit-Wellness/Wasser-Trinken-krank.html

http://www.rp-online.de/leben/gesundheit/wasser-trinken-beugt-uebergewicht-vor-aid-1.2127331

http://www.urquellwasser.eu/buecher/wasser/wasservitalisierung/die-wasserkur-bei-uebergewicht-depression-und-krebs/33164/

http://www.wassertrinken.biz/krebsgefahr.html.

http://www.medicalsportsnetwork.de/archive/221292/Wasser-trinken-als-Praevention-vor-Krankheiten.html

Die TVO: Hier kann sie nachgelesen werden

http://www.baulinks.de/webplugin/2013/0072.php4

http://www.dvgw.de/463.html

Buchempfehlungen

"Wasser, die gesunde Lösung" und "Sie sind nicht krank, Sie sind durstig!" von F. Batmanghelidj.

Informative Quellen

http://www.gesundheitsjournal24.de/2012/06/05/wasser-trinken-unterstuetzt-den-kampf-gegen-uebergewicht-1130/

http://s267274200.online.de/archives/553

Über den Autor

Lizensierter Fitness-Trainer, Fitness-Lehrer, zertifizierter "MovNat" Trainer, Ausbildung zum Heilpraktiker, Autor, Solopreneur, Digitaler Nomade und Lebenskünstler... ;-)

Bereits erschienen (Bücher / eBooks):

Die Matrix-Diät:„Abnehmen m. Körper, Geist & Seele"

Der Smoothie-Guide:…ein unterhaltsamer Ratgeber

Xylit:„Das süße Wundermittel"

Der Paleo-Lifestyle: Steinzeitfitness im 21. Jahrhundert

Der Matcha Tee: Das grüne Wunder aus Japan

Das Kokosöl: Das Geheimnis äußerer Schönheit, stabiler Gesundheit und grenzenloser Energie

Die Steinzeit-Diät: In 28 Tagen zum Wohlfühlgewicht

Die Smoothie-Diät: Gesund und lecker abnehmen mit selbstgemachten Smoothies

Kolloidales Silber: Das natürliche Antibiotikum für Mensch, Tier und Pflanze

Moringa Baum: Mehr Gesundheit, mehr Energie und jünger aussehen mit dem Wunderbaum

Die Zistrose: Das Wunderkind unter den Heilpflanzen

Omega 3: Die wiederentdeckte Fettsäure gegen Herz-Kreislauferkrankungen…

4 SuperFoods: Matcha-Tee, Kokosöl, Moringa-Baum, Zistrose (Sammelband 1)

Vitamin D: Das Superhormon gegen Herz-Kreislauferkrankungen, Krebs, Depressionen, Grippe und mehr…

Projekt Diät: Artgerecht zum Wohlfühlgewicht / Sammeband

Wasser: Das Lebenselixier für Gesundheit, Vitalität und Wohlbefinden

Vitamin K: Das vergessene Vitamin

Der Vitamin D & K Faktor: Der Rundumschutz für chronische Erkrankungen

4 Super-Foods: Vitamin D, Wasser, Gerstengrassaft, Omega 3 (Sammelband 2)

Die Steinzeiternährung / Paleo 30: Das 30 Tage Programm für Anfänger

Krafttraining: Kraft ist die bessere Medizin / Krafttraining für Anfänger

Die Löffel-Liste: Dinge die Sie tun sollten bevor Sie ablöffeln

Therapie Sport: Die unterschätzte Heilkraft der Bewegung

Smoothie Guide Kompakt: Wie Eltern es schaffen, dass ihre Kinder Obst und Gemüse essen

Intermittierendes Fasten: Mehr Energie, mehr Gesundheit durch Kurzeit-Fasten

Der Detox-Plan: Gesundheit, Lebensenergie und jünger aussehen durch natürliche Entgiftung

Super Detox: Mehr Lebensenergie durch Fasten und Entgiftung (Sammelband)

Zucker: Die (süße) tödliche Verführung [Fettleibigkeit, ADHS, Herz-Kreislauferkrankungen…

Kokoswasser: Das Natürliche Elixier des Lebens (Anti-Aging, Entgiftung, Sport, Kokosnuss…

Die Kokosnuss: Die Wunderfrucht aus den Tropen (Sammleband)

10 Superfoods: Powerfoods für mehr Gesundheit, mehr Lebensenergie und natürliches Anti-Aging

Kakao: Die wundersame Heilkraft der Kakaobohne

Kokosöl: Das Wunder-Öl in der täglichen Praxis …über 17 Anwendungsmöglichkeiten

10 Superfoods 2: Powerfoods für mehr Gesundheit, mehr Lebensenergie und natürliches Anti-Aging

10 Superfoods 3: Powerfoods für mehr Gesundheit, mehr Lebensenergie und natürliches Anti-Aging

Chia-Samen: Wundersamen für mehr Gesundheit und Lebensenergie

Paleo 30: Mehr Wissen - mehr Erfolg

Barfuß-Fitness: Wie unsere Füße unsere Gesundheit beeinflussen

Glutathion: Das Entgiftungs- und Anti-Aging Wunder

Die Kaizen-Diät: Mit kleinen Schritten zum Wohlfühlgewicht

Paleo Fast-Food: 33 Rezepte aus der Steinzeitküche

Weitere Neuerscheinungen siehe unter:

www.my-kindle-ebooks.de

Homepage:

www.smoothie-guide.de

www.der-paleo-lifestyle.de

www.steinzeit-paleo-diaet.de

Ich gebe Ihnen eine Garantie

Mir ist es sehr wichtig, dass Sie aus diesem Buch den größtmöglichen Nutzen ziehen. Sollten Sie dennoch enttäuscht sein und Sie keinerlei Nutzen verzeichnen könnten, dann schreiben Sie mir eine E-Mail und ich erstatte Ihnen ohne Wenn und Aber den Kaufpreis zurück.

In dieser Hinsicht vertraue ich Ihnen als ehrlichem Menschen.

Rechtliches

Der Autor übernimmt keine juristische Verantwortung und keinerlei Haftung für Schäden, die aus der Benutzung dieses E-Books / Buch entstehen. Außerdem ist der Autor nicht verpflichtet, Folge- oder mittelbare Schäden zu ersetzen. Gewerbliche Kennzeichen- und Schutzrechte bleiben von diesem Titel unberührt.

Das Werk ist einschließlich aller Teile urheberrechtlich geschützt. Das vorliegende Werk dient nur dem privaten Gebrauch. Alle Rechte, auch die der Übersetzung, des Nachdrucks und der Vervielfältigung dieses Titels oder von Teilen daraus, verbleiben beim Autor.

Ohne die schriftliche Einwilligung des Autors darf kein Teil dieses Dokumentes in irgendeiner Form oder auf irgendeine elektronische oder mechanische Weise für irgendeinen Zweck vervielfältigt werden.

Haftungsausschluss/Disclaimer

Der Besuch unserer Seiten kann nicht den Arzt ersetzen. Suchen Sie bei unklaren oder heftigen Beschwerden unbedingt einen Arzt auf! Die Informationen auf unseren Seiten sind vom Autor und Verlag sorgfältig recherchiert und zusammengestellt worden.

Dennoch kann keine Garantie übernommen werden. Die hier dargestellten Informationen dienen nicht Diagnosezwecken oder als Therapieempfehlung. Eine Haftung des Autors und Verlages für Personen-, Sach- und Vermögensschäden durch die Gesundheitstipps und Rezepte auf unseren Seiten wird ausgeschlossen.

Herausgeber:

Michael Iatroudakis
Drewitzer Str. 1
14478 Potsdam
Tel.: Auf Anfrage

Email: info@my-kindle-ebooks.de